Funktionsfähige Knochen und Gelenke bis ins hohe Alter

Dr. Christine Kraus – Dr. Eugen Schwarz

WICHTIGER HINWEIS

Die in diesem Buch wiedergegebenen Informationen sind sorgfältig recherchiert worden und werden nach bestem Wissen und Gewissen weitergegeben.

Gleichwohl übernehmen weder die Autoren noch der Verlag Haftung für Schäden irgendeiner Art, die direkt oder indirekt aus der Anwendung oder Verwendung der Angaben in diesem Buch entstehen.

Proteva Food AG, Höchst/Odw.

Proteva

PROTEVA FOOD AG
Niederlassung Deutschland CH

An der Kempfsruh 38
64739 Höchst/Odw.
Telefon 0 61 63 / 24 14
Telefax 0 61 63 / 61 91

1. Auflage 2001

Druck: H&S Offsetdruck, Losheim am See

ISBN 3-00-008300-6

INHALTSVERZEICHNIS

Vorwort

Seit Menschengedenken sind Erkrankungen des Bewegungsapparates bekannt. Osteoporose und Arthrose sind dabei besonders bedeutsam. Während Osteoporose die Knochen brüchig werden lässt, ist bei Arthrose die Funktion der Gelenke stark beeinträchtigt. Beide Erkrankungen sind wahre Volksleiden. Die gegenwärtige Zahl der Patienten ist beeindruckend und sie wird noch zunehmen, da diese Krankheiten bevorzugt älteren Menschen zu schaffen machen und die Lebenserwartung in den letzten Jahrzehnten stetig angestiegen ist.

Die weite Verbreitung von Osteoporose und Arthrose in der Bevölkerung hat erhebliche Auswirkungen. Zum einen auf die Wirtschaft, wenn man an den Arbeitsausfall oder die anfallenden Pflegekosten denkt, zum anderen aber ist ganz besonders die Lebensqualität der Betroffenen beeinträchtigt. Sie leiden teilweise unter starken Schmerzen, können unter Umständen ihren Beruf nicht mehr ausüben, müssen liebgewonnene Hobbys aufgeben. Im schlimmsten Fall sind sie ans Haus oder gar ans Bett gebunden und auf die Pflege anderer Menschen angewiesen. Zu den körperlichen Beeinträchtigungen kommen seelische Probleme hinzu: die Angst vor weiteren Schmerzen oder im Falle der Osteoporose vor Knochenbrüchen, die unsichere Zukunft und die soziale Isolation.

Der Krankheitsverlauf bei Osteoporose und Arthrose ist schleichend und der Grundstein dazu wird bereits in jungen Jahren gelegt. Erste Anzeichen der Krankheiten machen sich aber mitunter erst im Alter bemerkbar, wenn Gelenke und Knochen schon so stark geschädigt sind, dass langwierige Therapien unumgänglich werden, um den Betroffenen Linderung zu verschaffen und den Krankheitsverlauf wenigstens zu stoppen. Eine Heilung ist nicht möglich, da die Schäden meist nicht mehr zu beheben sind.

Wie beängstigend mutet es da an, dass im Grunde jeder Mensch Gefahr läuft im Alter an Arthrose und, besonders Frauen, an Osteoporose zu erkranken.

Doch zum Glück muss es nicht so weit kommen. Jeder kann durch sein persönliches Verhalten von Jugend an aktiv daran arbeiten, diesen Leiden vorzubeugen oder ihren Verlauf zu mildern, indem er auf ausreichende Bewegung und richtige Ernährung achtet.

In diesem Taschenbuch soll dem Leser abrissartig aufgezeigt werden, welche ernährungsphysiologische Faktoren – Verzehr von ausgewählten Vitaminen, Mineralstoffen, Inulin und Gelatine – bei der Entstehung oder bei schon vorhandenem Krankheitsbild einen positiven Einfluss haben könnten.

Den Besuch beim Arzt zur Abklärung vorhandener Beschwerden kann und will dieses Buch nicht ersetzen. Es muss dem behandelnden Mediziner überlassen bleiben, die Diagnose der Erkrankung zu stellen und die Therapiemöglichkeiten zu erörtern.

Gelenk- und Knochenerkrankungen – eine Beeinträchtigung der Mobilität

Voraussetzung für bis ins hohe Alter anhaltende Mobilität sind gut funktionierende Knochen und Gelenke. Zusammen mit Muskeln, Sehnen und Bändern verleihen sie dem Körper Halt und gleichzeitig Beweglichkeit. *Osteoporose und Arthrose sind zwei weit verbreitete Krankheiten, die oft Ursache für diese Störungen der Knochen bzw. Gelenke sind. Osteoporose ist von der Weltgesundheitsorganisation unter die 10 am meisten verbreiteten Krankheiten eingeordnet worden.*

Osteoporose – der schleichende Verlust an Knochenmasse

WISSENSWERTES ÜBER DIE PRIMÄRE OSTEOPOROSE

KRANKHEIT:	**Typ-I-Osteoporose** *Postmenopausale Osteoporose*	**Typ-II-Osteoporose** *Immobilisations- oder Senile Osteoporose*
ERSCHEINUNGS-BILD:	**Drastisch reduzierte Knochenmasse poröse Knochenstruktur**	
SYMPTOME: *ERSTE ANZEICHEN WEITERER VERLAUF*	**Frühstadium symptomlos, Rückenschmerzen Witwenbuckel, Knochenbrüche ohne erkennbare Ursachen**	
BETROFFENE KNOCHEN:	**Bevorzugt Wirbelkörper**	**Röhrenknochen an Armen und Beinen, Wirbelkörper**
FOLGEN:	**Gefahr weiterer Knochenbrüche, Beeinträchtigung der Lebensqualität, Pflegebedürftigkeit**	
GEFÄHRDETE PERSONEN:	**Bis zu 75 % der Frauen in und nach den Wechseljahren**	**Ältere Menschen**
VORBEUGENDE MASSNAHMEN:	**Östrogengaben**	
	Bewegung, Calcium- und Vitamin D-reiche Ernährung von Jugend an, Verzehr von Inulin	

Neben der *primären Osteoporose* existiert die *sekundäre Osteoporose*. Sie unterscheidet sich von dieser im Wesentlichen dadurch, dass sie durch konkrete Ursachen, wie bestimmte Stoffwechselerkrankungen oder langfristige Einnahme kortisonhaltiger Medikamente, ausgelöst wird.

Wie funktionieren unsere Knochen?

Das menschliche Skelett besteht aus über 200 Knochen unterschiedlichsten Aussehens und verschiedenster Größe. Der gesunde Knochen weist eine hohe Zug-, Druck-, Biegungs- und Torsionsfähigkeit auf. Die Aufgaben der Knochen sind vielseitig: Sie ermöglichen eine aufrechte Haltung und müssen die Last des Körpers tragen. Sie bieten Ansatzpunkte für Muskeln und Sehnen und schützen durch ihre Härte einen Teil der inneren Organe und das Rücken- und Knochenmark. Außerdem dienen Knochen als Reservoir für Calcium, Magnesium und Phosphor. In den Knochen eines Erwachsenen können bis zu 1,5 kg des lebenswichtigen Calciums gespeichert sein. In Zeiten einer Unterversorgung kann der Körper auf das in den Knochen gespeicherte Calcium zurückgreifen.

Auf den ersten Blick erwecken Knochen den Anschein von starren, leblosen Körperbestandteilen. Doch der Schein trügt, in den Knochen laufen ständig Erneuerungsprozesse ab. Daran sind die drei verschiedenen Knochenzellen, die Osteoblasten, die Osteoklasten und die Osteozyten beteiligt. Alle drei Zellarten zeichnen sich durch perfektes Zusammenspiel aus: Osteozyten registrieren kleinste Verletzungen im Knochen und informieren die Osteoblasten. Diese steuern den Einsatz der Osteoklasten, der knochenabbauenden Zellen, die das beschädigte Knochenmaterial abtragen und dadurch winzige Hohlräume im Knochen hinterlassen, welche wiederum durch die Osteoblasten, die knochenaufbauenden Zellen geschlossen werden. Dabei produzieren diese zuerst das Kollagen, ein Eiweiß, das die Matrix des Knochens darstellt, gewissermaßen ein noch nicht gehärteter Knochen. Die Härtung des Knochens, auch Calcifizierung oder Mineralisierung genannt, erfolgt mit Hilfe von Calcium und Phosphat, die über die Nahrung aufgenommen werden und in die Kollagenmatrix eingelagert werden.

Dieser Knochenstoffwechsel wird durch eine Reihe von Hormonen gesteuert. Die wichtigsten sind das Parathormon, das Calcitonin, das Vitamin-D-Hormon, die Schilddrüsenhormone und letztlich die Geschlechtshormone, Östrogen bei der Frau und Testosteron beim Mann.

Im Alter von 20 bis 25 Jahren hat der Mensch in der Regel die kräftigsten Knochen, die sogenannte maximale Knochenmasse ist erreicht. *Etwa ab dem 35. Lebensjahr verlieren die Knochen langsam aber kontinuierlich an Dichte und das Risiko, Osteoporose zu entwickeln, steigt.*

Was ist Osteoporose?

Von Osteoporose spricht man, wenn der Abbau des Knochens in einem solchen Maße stattfindet und die Knochendichte so stark sinkt, dass sich die *Masse des Knochens drastisch verringert und seine Struktur porös* wird. Sein inneres Erscheinungsbild ähnelt dann dem eines Tuffsteins. Die Stütz- und Tragefunktionen des Knochens sind stark eingeschränkt, er verliert an Elastizität und Bruchfestigkeit. Rein äußerlich kann der Knochen zwar gesund aussehen, er hat aber so sehr an Stabilität verloren, dass er *bei kleinsten Alltagsbelastungen brechen kann.*

Oft bleibt die Osteoporose für lange Zeit unbemerkt, da der *Prozess der Knochenentmineralisierung langsam und schleichend* voranschreitet. Erst viel später treten mitunter starke Schmerzen oder aus heiterem Himmel Knochenbrüche auf. Der bei Senioren so gefürchtete Oberschenkelhalsbruch, den jährlich etwa 70.000 ältere Menschen in Deutschland erleiden, ist eine typische Folge von Osteoporose. Die Hälfte der Betroffenen ist nach dieser Verletzung auf fremde Hilfe angewiesen.

Wie entsteht Osteoporose?

Die typische Osteoporose gibt es nicht. Je nach Ursache, Geschlecht und Alter des Menschen kann zwischen mehreren Formen der Osteoporose, deren Ursachen sehr verschieden sind, unterschieden werden. Frau Dr. Semler, Expertin mit langjähriger Erfahrung auf dem Gebiet der Osteoporose, nimmt folgende Einteilung vor[f]:

Die *primäre Osteoporose* hat ihren Ursprung im Knochenstoffwechsel, wobei hormonelle Einflüsse eine Rolle spielen können. Man unterscheidet die *Typ-I-* oder *postmenopausale Osteoporose* und die *Typ-II-* oder *senile Osteoporose*. *Die Typ-I-Osteoporose tritt bei jeder dritten bis vierten Frau nach den Wechseljahren auf*, daher die Bezeichnung *postmenopausale Osteoporose*. Sie ist hauptsächlich auf die drastisch reduzierte Östrogenproduktion bei Frauen im Klimakterium zurückzuführen. Östrogene ihrerseits haben Einfluss auf andere am Knochenstoffwechsel beteiligte Hormonsysteme. Östrogenmangel bewirkt zunächst eine Steigerung des Knochenstoffwechsels, wobei allerdings der Abbau schneller erfolgt als der Aufbau, was zu einem Verlust an Knochensubstanz führt. Zusätzlich wird während der Hormonumstellung in den Wechseljahren vermehrt Calcium ausgeschieden, wodurch die Calciumreservoirs in den Knochen angegriffen werden. Ähnlich wie Frauen in den Wechseljahren laufen auch Frauen nach Entfernung der Eierstöcke und Männer nach Entfernung der Hoden Gefahr, an *Typ-I-Osteoporose* zu erkranken, da die Produktion der Geschlechtshormone schlagartig abnimmt. *Schwachpunkte bei dieser Form der Osteoporose sind die Wirbelkörper der Brust- und Lendenwirbelsäule*. Meist tritt der erste Bruch acht bis zehn Jahre nach Eintritt in die Wechseljahre auf.

Die *Typ-II-Osteoporose befällt Männer und Frauen im hohen Lebensalter*, meist erst nach dem 70. Lebensjahr, daher auch der Name *senile Osteoporose*. Doppelt so viele Frauen wie Männer sind von ihr betroffen. Als Ursache für diesen Osteoporose-Typ wird Bewegungsmangel diskutiert, weshalb sie auch *Immobilisations-Osteoporose* genannt wird. Neben den Wirbelkörpern sind hier auch die *Röhrenknochen an Armen und Beinen besonders anfällig für Brüche*.

Als *sekundäre Osteoporose bezeichnet man Knochenschwund, der als Begleiterscheinung anderer Krankheiten auftritt*. Meist handelt es sich dabei um Stoffwechselkrankheiten wie: Diabetes oder Überfunktion von Schilddrüse, Nebenschilddrüse und Nebennierenrinde. Weiterhin können chronische Nieren-, Leber- und Bauchspeicheldrüsenkrankheiten, chronische Magen-Darm-Erkrankungen oder Erkrankungen des Knochenmarks die Entstehung einer *sekundären Osteoporose* begünstigen. Gleiches gilt für Asthma oder Rheumaleiden, chronische Entzündungen oder Tumore im Skelettsystem oder an der Nebennierenrinde. Bei langfristiger Einnahme kortisonhaltiger Medikamente besteht ebenfalls die Gefahr, an Osteoporose zu erkranken.

Wie äußert sich Osteoporose?

Das Frühstadium einer Osteoporose verläuft in der Regel symptomlos. Erste Anzeichen können *starke Rückenschmerzen*, häufig im Bereich der Lendenwirbelsäule, aber auch in Nacken- und Schultermuskulatur oder in den Beinen sein. Typischerweise lassen diese Schmerzen nicht einmal nachts im Liegen nach. Anfangs treten die Schmerzen schubweise auf, im fortgeschrittenen Stadium werden sie chronisch. Auch jetzt denken viele Menschen noch nicht an Osteoporose, da Rückenschmerzen weit verbreitet sind und eine Vielzahl von Ursachen haben können. Im Fall einer Osteoporose sind diese Schmerzen durch Fehl- und Schonhaltungen aufgrund der osteoporotisch veränderten Knochen bedingt, oder entstehen akut durch Brüche im Bereich der Wirbelkörper.

Ein eindeutiger Hinweis auf das Vorliegen einer Osteoporose kann ein Rundrücken sein, der im Volksmund auch als Witwenbuckel bezeichnet wird. Die Haut am Rücken wirft meist Falten, in der Regel von hinten oben nach vorne unten (Tannenbaum-Phänomen), die Bauchmuskulatur ist schlaff, durch Größenverlust kommt es zur Ausbildung eines Spitzbauches. Die Rippenbögen nähern sich dem Becken an und können schließlich an den Beckenschaufeln reiben, was als äußerst schmerzhaft empfunden wird. Ursache für diese Veränderung der Körperhaltung sind die porösen, verformten, zum Teil sogar eingebrochenen Wirbelkörper.

Das klassische Merkmal, das wohl kaum einen Zweifel an der Diagnose Osteoporose lässt, sind *Knochenbrüche, die schon durch kleinste Belastungen ausgelöst werden*, z.B. Brüche der Unterarme, durch etwas festeres Auflegen auf eine harte Unterlage, Oberschenkelhals- und Beckenbrüche nach leichten Stürzen, Wirbelbrüche ohne erkennbare Ursachen.

Bestätigt werden kann die Diagnose „Osteoporose" durch röntgenographische Methoden, Ultraschall, Knochenbiopsie und Laboruntersuchungen.

Wer läuft Gefahr an Osteoporose zu erkranken?

Osteoporose ist ein Volksleiden, von dessen Folgen in Deutschland etwa sechs bis acht Millionen Menschen, das heißt *jeder Zehnte betroffen* ist. Entsprechend der verschiedenen Osteoporose-Typen ist das Risiko, an Osteoporose zu erkranken, abhängig von Alter, Geschlecht, Lebensstil und Vorerkrankungen. *Ungefähr 80 Prozent aller Osteoporosepatienten sind Frauen nach dem Klimakterium*. Jede dritte bis vierte Frau wird, wenn sie keine vorbeugenden Maßnahmen trifft, nach den Wechseljahren an einer *postmenopausalen Osteoporose* erkranken. Besonders negativ wirkt sich Östrogenmangel durch den Verlust der Eierstockfunktion in jungen Jahren oder durch einen sehr frühen Beginn der Wechseljahre aus. Positiv dagegen haben sich Schwangerschaften oder die Einnahme von oralen Kontrazeptiva erwiesen, da der Östrogenspiegel im Körper dann sehr hoch ist.

Das Alter spielt eine entscheidende Rolle für die Entstehung der *senilen Osteoporose*: je älter der Mensch ist, desto geringer ist seine Knochenmasse. Etwa doppelt so viele Frauen wie Männer leiden im hohen Alter an Osteoporose. Der Grundstein dazu wird allerdings schon in der Jugend durch Bewegungsmangel und calciumarme Ernährung gelegt. Aufgrund der gesteigerten Lebenserwartung wird es *in Zukunft immer mehr Osteoporosepatienten geben*.

Abgesehen von bestimmten Stoffwechselkrankheiten, die wie bereits erwähnt die Wahrscheinlichkeit erhöhen an der *sekundären Osteoporose* zu erkranken, gibt es eine Unzahl von *Risikofaktoren, die wir durch unseren Lebensstil selbst beeinflussen können*.

Das persönliche Risiko wird von Kindheit an erhöht durch falsche Ernährung, z.B. viel Fleisch und Colagetränke, wenig Milchprodukte, zu wenig Bewegung, aber auch durch Hochleistungssport, Untergewicht, exzessiven Alkohol-, Zigaretten- und Kaffeekonsum. Es soll hier ausdrücklich darauf hingewiesen werden, dass durch richtige Ernährung im Jugendalter die Knochendichte gesteigert werden kann und somit eine höhere Reserve im Alter vorliegt. Tests, mit denen das persönliche Osteoporose-Risiko abgeschätzt werden kann, finden sich beispielsweise in den Büchern von Jacob und Vollmer.

Wie kann jeder sein persönliches Osteoporose-Risiko herausfinden?

Vielen Menschen ist es ein großes Anliegen zu erfahren, wie hoch für sie selbst das Risiko ist, an Osteoporose zu erkranken, um dieser Gefahr rechtzeitig durch geeignetes persönliches Verhalten, z.B. durch geeignete Ernährung, entgegenzuwirken.

Zur Bestimmung des Osteoporose-Risikos können verschiedene Untersuchungsmethoden herangezogen werden. Lange Zeit waren *Röntgenuntersuchungen*, bei denen die *Knochenmineraldichte* gemessen wurde, die Methode der Wahl.

Noch relativ neu auf dem Markt, aber überaus vielversprechend, sind sogenannte *„quantitative Ultraschalluntersuchungen"*, die mit Ultraschall statt Röntgenstrahlen auskommen. Bei dieser Art der Untersuchung wird *vollkommen schmerzfrei* und *gefahrlos* durch Auflegen einer Meßsonde auf die Haut gemessen, wie schnell sich Ultraschallwellen entlang des Knochens fortsetzen. Diese Messungen werden an mehreren für die Diagnose wichtigen Knochenstellen, so z.B. an Speiche, Fingerglied, Schienbein und Mittelfußknochen, durchgeführt um ein möglichst vollständiges Bild über den Zustand des Skelettes zu bekommen. Die gemessenen Werte werden mit den Normwerten junger, gesunder Erwachsener und den Normwerten gleichaltriger Personen verglichen. Die daraus abgeleiteten sogenannten T- und Z-Werte liefern dem Arzt Information über die Knochenfestigkeit aus denen er Rückschlüsse auf die Anfälligkeit für Knochenbrüche ziehen kann. So kann eine beginnende Osteoporose bereits im Anfangsstudium entdeckt werden, und der Arzt kann eine geeignete Therapie vorschlagen.

Studien haben ergeben, dass quantitative Ultraschalluntersuchungen mindestens genauso aussagekräftige Ergebnisse liefern, wie die althergebrachten Röntgenuntersuchungen, ja sie haben diesen gegenüber in mancher Hinsicht sogar Vorteile:

Der Patient ist *keiner Strahlenbelastung* ausgesetzt, da Ultraschall statt Röntgenstrahlen verwendet werden.

Röntgenuntersuchungen führen zu einer höheren Rate an Fehldiagnosen als Ultraschallmessungen. So können zahlreiche andere Erkrankungen zu falsch negativen Ergebnissen bei der Röntgenmethode führen. Dies ist bei *Ultraschalluntersuchungen nicht der Fall.*

Während Röntgenuntersuchungen nur Aussagen über die *Knochenmineraldichte* liefern, werden bei Ultraschalluntersuchungen *zusätzlich* auch *die Elastizität, die Dicke der Aussenschicht und der mikrostrukturelle Aufbau* des Knochens mit erfaßt. Dadurch erhält man ein *vollständigeres Bild über den Zustand der Knochen.*

Ein nicht zu vernachlässigender Aspekt ist der *wesentlich geringere Kostenaufwand* der Ultraschalluntersuchungen. Das ermöglicht die *Untersuchung großer Bevölkerungsgruppen* und nicht nur von Personen mit begründeten Verdacht auf Osteoporose. Vielleicht kann das auch dazu beitragen, daß Menschen, die sich bis jetzt noch keine Gedanken zu Thema Osteoporose gemacht haben, die Möglichkeit einer Knochendichtemessung wahrnehmen und sich bewußter mit der Gesundheit ihrer Knochen befassen.

Wie sieht die konventionelle Therapie bei Osteoporose aus?

Die medikamentöse Behandlung einer Osteoporose setzt sich zusammen aus dem Einsatz von Arzneimitteln, die den *weiteren*

Abbau der Knochensubstanz hemmen und von solchen, die einen gezielten *Wiederaufbau verlorengegangener Knochensubstanz fördern*[1].

Zu den Medikamenten, die den Knochenabbau wirksam verhindern können, gehören die sogenannten *Biphosphonate*[2]. In den ersten zwei Behandlungsjahren können sie sogar zu einer Zunahme der Knochenmasse führen. Biphosphonate wirken dem Knochenverlust sowohl bei *Typ-I-* als auch bei *Typ-II-Osteoporose* entgegen. Sie werden nicht als Prophylaxe eingesetzt.

Calzitonin[3] ist ein Hormon das in der Schilddrüse gebildet wird. Es hemmt die knochenabbauenden Zellen, die Osteoklasten. Zusätzlich wirkt es schmerzlindernd. Calzitonin ist zur Behandlung einer akuten Osteoporose geeignet, aber auch besonders wichtig für Frauen, die aus bestimmten Gründen keine Östrogene zur Osteoporose-Vorbeugung einnehmen dürfen.

Thiazide[4] sind Entwässerungsmittel, die die Ausscheidung von Calcium im Urin verringern können. Ihre Wirkung ist aber nicht unumstritten und sie sind, wenn überhaupt, nur zur kurzfristigen Osteoporose-Behandlung geeignet.

Als Medikament zur Steigerung des Knochenaufbaus, werden *Fluoride*[5] eingesetzt. Sie regen die Osteoblasten, die knochenaufbauenden Zellen an. Aufgrund möglicher Nebenwirkungen werden Fluoride mitunter skeptisch beurteilt.

Ebenfalls diskutiert wird die Therapie mit *Anabolika, Parathormon* oder Kombinationen der oben genannten Medikamente[3].

Selbstverständlich sollte auch versucht werden, eventuell vorhandene Grunderkrankungen, die den Knochenabbau begünstigen, medikamentös in den Griff zu bekommen. Weit verbreitet ist auch die Gabe von *Östrogenen*, die heute schon als Prophylaxe angewendet werden und auf die daher im nächsten Abschnitt zur Vorbeugung von Osteoporose noch ausführlich eingegangen wird.

Neben der Einnahme von Medikamenten ist es angeraten, auf ausreichende Bewegung zu achten, soweit dies das Fortschreiten der Erkrankung zulässt, sowie auf knochenfreundliche Ernährung umzustellen. Praktische Übungen und Rezepte finden sich beispielsweise in den Büchern von Cooper und Dargatz. Unverzichtbar bei der Osteoporose-Therapie und Prophylaxe ist in jedem Fall die Einnahme von *Calcium*, eventuell kombiniert mit *Vitamin D*. Die ausreichende Zufuhr dieser Stoffe ist so wichtig, dass ihnen später in diesem Buch ein eigenes Kapitel gewidmet ist.

Kann man der Entstehung von Osteoporose vorbeugen?

Um es gleich vorweg zu nehmen: *es ist wesentlich einfacher Osteoporose zu verhindern, als sie behandeln zu müssen.* Besonders erstrebenswert ist die Osteoporose-Prophylaxe natürlich bei Menschen, die zu den Riskogruppen gehören.

Osteoporose-Vorbeugung für Frauen in und nach den Wechseljahren

Mittel der Wahl zur Vorbeugung der hormonell bedingten Osteoporose der Frau, die mehr als 80 % aller Osteoporose-Erkrankungen ausmacht, ist die vom Arzt verordnete *Einnahme von Östrogenen*. Zur Vorbeugung von Osteoporose erhalten heute viele Frauen mit Beginn der Wechseljahre für mindestens sieben Jahre, oft auch für den Rest ihres Lebens, Östrogene. Doppelt wichtig ist das für Frauen, in deren Familien Osteoporose gehäuft aufgetreten ist. Die Östrogen-Substitution kann jedoch mit Nebenwirkungen wie Bluthochdruck, Blutgerinnungsstörungen oder der Entstehung von Gallensteinen verbunden sein. Ganz besonders für diese Frauen für die eine Einnahme von Östrogenen nicht in Frage kommt, aber auch generell für alle Frauen ist es von immenser Wichtigkeit, *täglich Calcium und Vitamin D in ausreichender Menge* zu sich zu nehmen. Östrogenmangel im Körper bewirkt nämlich, dass Vitamin D nicht in seine wirksame Form, die die Aufnahme von Calcium fördert, umgewandelt wird.

Durch die kombinierte Behandlung mit Östrogenen, Calcium und Vitamin D kann es in den ersten Jahren bei Frauen im Klimakterium sogar zu einem zusätzlichen Aufbau von Knochenmasse kommen. Leider hat Östrogensubstitution keine deutlich positiven Wirkungen bei Frauen mit akuter Osteoporose, deren Wechseljahre schon lange zurück liegen.

Osteoporose-Vorbeugung geht jeden an

Die gezielte hormonelle Osteoporose-Vorbeugung bei Frauen in und nach den Wechseljahren ist seit einigen Jahren in Deutschland weit verbreitet und anerkannt. *Weniger bekannt ist, dass jeder schon in jungen Jahren den Grundstein für ein Leben im Alter ohne Osteoporose legen kann.* Durch gezielte Vorbeugemaßnahmen lässt sich der Zeitpunkt des Osteoporose-Ausbruchs verzögern und das Ausmaß der Erkrankung verringern. Extrem wichtig ist es mit der Osteoporose-Vorbeugung schon zu der Zeit zu beginnen, in der die maximale Knochenmasse aufgebaut wird, also schon von Kindheit und Jugend an dem Körper die Nährstoffe zuzuführen, die er zur Entwicklung starker Knochen braucht. Leider befassen sich die meisten Menschen in jungen Jahren nicht mit sogenannten „Alterskrankheiten“ und oft achten viele Leute, sei es aus Zeitnot oder Bequemlichkeit nicht auf ausreichende Bewegung und eine ausgewogene, calziumreiche Ernährung. Daher ist es sinnvoll, die für eine Vorbeugung von Osteoporose wertvollen *Vitamine und Mineralstoffe, insbesondere Vitamin D und Calcium, als Nahrungsergänzung konsequent täglich zu sich zu nehmen.*

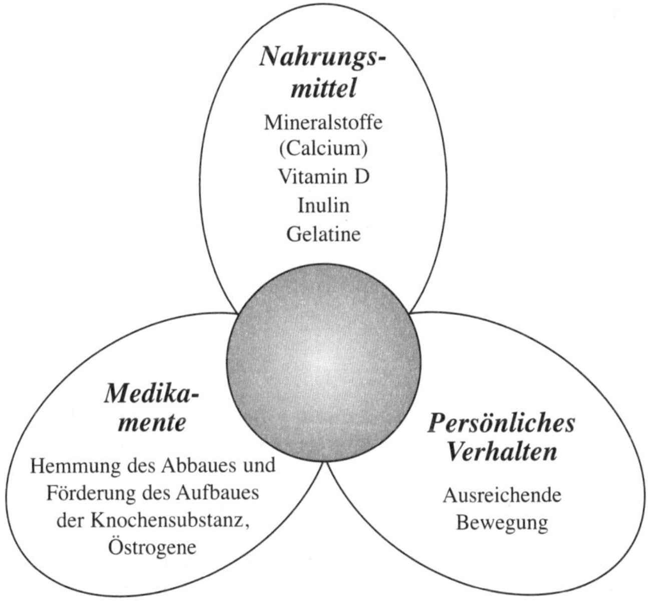

Drei Pfeiler, auf die sich die Vorbeugung und Therapie von Osteoporose stützen können.

Arthrose – der schleichende Gelenkverschleiß

WISSENSWERTES ÜBER DIE ARTHROSE

KRANKHEIT:	**Arthrose** *Gelenkverschleiß, Osteoarthritis*
ERSCHEINUNGS-BILD:	**Abnutzung des Gelenkknorpels, Deformierung des Gelenks**
SYMPTOME: *ERSTE ANZEICHEN* *WEITERER VERLAUF*	**Frühstadium oft symptomlos, Steifigkeit, Belastungsschmerz** **Später mitunter sehr starke Schmerzen**
BETROFFENE GELENKE:	**Alle Gelenke können betroffen sein** **Häufig: Knie- und Hüftgelenk, Wirbelsäule**
FOLGEN:	**Starke Beeinträchtigung der Mobilität, durch unnatürliche Schonhaltungen wird der Verschleiß weiterer Gelenke gefördert**
GEFÄHRDETE PERSONEN:	**Ältere oder stark übergewichtige Menschen, Personen die gelenkbelastende Tätigkeiten aus-üben, vorgeschädigte Gelenke haben, oder an bestimmten Stoffwechselerkrankungen leiden**
VORBEUGENDE MASSNAHMEN:	**Bewegung,** **Verzehr von gelatinehaltigen Präparaten**

Wie funktionieren unsere Gelenke?

Gelenke sind die beweglichen Bindeglieder zwischen den Knochen. Sie sollen einerseits einen großen Bewegungsradius ermöglichen, andererseits aber auch ausreichende Stabilität gewährleisten. Bedingt durch die unterschiedlichen Ansprüche, die an das jeweilige Gelenk gestellt werden, gibt es auch verschiedene Formen wie Kugel- (z.B. Schulter oder Hüfte) oder Scharniergelenke (z.B. Knie). Sie bestehen, wie im Falle des Hüftgelenks wie unten gezeigt, aus zwei Knochenenden, dem vorgewölbten runden Gelenkteil, der als *Gelenkkopf* bezeichnet wird, und dem ausgehöhlten Gegenstück, der *Gelenkpfanne*. Beide sind mit einer glasklaren, glatten, elastischen *Knorpelschicht* überzogen, die in großem Maße dazu beiträgt, dass Gelenke im wahrsten Sinne des Wortes reibungslos funktionieren. Beide Gelenkteile sind durch den *Gelenkspalt* voneinander getrennt. Die *Gelenkinnenhaut*, die *Synovialis*, bildet die Gelenkschmiere, auch Synovia genannt, eine leicht dickflüssige, klare und gut schmierende Flüssigkeit, die ständig erneuert wird. Ihre Aufgabe ist es, das Gleiten der Gelenkteile gegeneinander zu unterstützen. Sie versorgt den Knorpel, der selbst keine Blutgefäße enthält, mit Nährstoffen und transportiert Abfallstoffe ab. Die *Gelenkkapsel*, die von den *Gelenkbändern* durchzogen ist, umschließt beide Gelenkteile und gibt dem Gelenk zusammen mit der sie umgebenden Muskulatur Halt und Schutz.

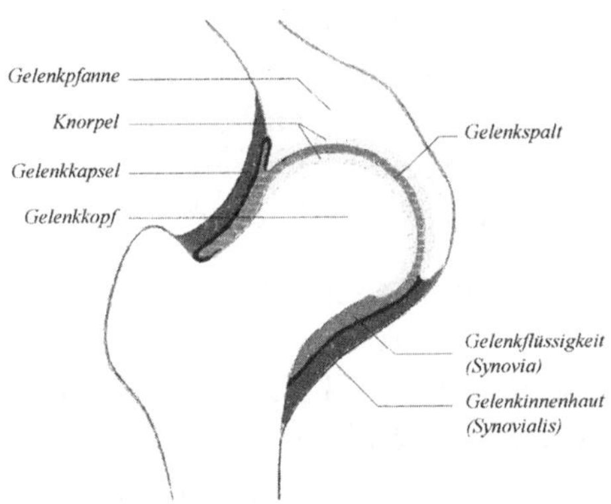

Aufbau eines Gelenks am Beispiel des Hüftgelenks.

Schon bei ganz alltäglichen Bewegungen leisten Gelenke Schwerstarbeit. Gehen, Bücken, Hinsetzen, Aufstehen, Treppensteigen, jede dieser Tätigkeiten belastet Hüft- und Kniegelenke mit einem Vielfachen des Körpergewichtes. Die Gelenke einer 60 kg schweren Hausfrau, die einen großen Haushalt versorgt, müssen so im Laufe eines Tages eine Belastung von rund 3000 Tonnen aushalten. Gesunde, kräftige Gelenke können diese Arbeit gut bewältigen. Doch naturgegeben unterliegen Gelenke, selbst wenn ihnen keine extremen Belastungen zugemutet würden, einem *Alterungs- und Abnutzungsprozess, von dem besonders der Gelenkknorpel betroffen ist und der letztendlich zu einem Verschleiß der Gelenke führt.*

Was ist Arthrose?

Arthrose wird oft mit *Gelenkverschleiß* übersetzt. Typisch für eine Arthrose ist der *unmerkliche Anfang und ein schleichender Verlauf* während dessen zunächst der *Gelenkknorpel allmählich abgerieben und damit aufgerauht* wird. Dadurch verliert er an Elastizität und wird seiner Aufgabe als Stoßfänger nicht mehr gerecht. Abgeschilferte Knorpelteile können frei im Gelenk vorliegen und den normalen Bewegungsablauf behindern. Wenn die schützende Knorpelschicht weitgehend zerstört ist, setzt sich dieser degenerative Prozess am Knochen fort. Die Oberfläche des Knochens wird aufgerauht und wellig und schließlich verformt. Veränderungen am Gelenk lassen sich im Röntgenbild oft frühzeitig nachweisen, während die Symptome dem Patienten oft erst sehr viel später, manchmal erst mit 60 oder 70 Jahren zu schaffen machen. Erst dann, wenn massive Beeinträchtigungen den Gang zum Arzt unumgänglich machen, wird die Diagnose „Arthrose“ gestellt.

Eine Arthrose kann viele Gelenke betreffen. Man kann degenerative Veränderung an der Wirbelsäule, an Schulter- oder Ellenbogengelenk oder an den Hand- und Fingergelenken finden. Besonders häufig werden allerdings die gewichttragenden Gelenke der Beine, also Hüft- und vor allem Kniegelenk von Arthrose befallen. Degenerative Veränderungen sind nicht auf ein Gelenk beschränkt, es können auch mehrere Gelenke gleichzeitig betroffen sein.

Solange der Gelenkverschleiß keine oder wenig Schmerzen verursacht spricht man von einer *stummen* oder *ruhenden Arthrose*. Dem gegenüber steht die *aktivierte Arthrose*, bei der entzündliche Prozesse im Gelenk ablaufen. Das Gelenk ist stark geschwollen, heiß und hochgradig schmerzhaft. Eine *stumme Arthrose* kann jederzeit oder auch durch konkrete Ereignisse, wie klimatische Einflüsse, Bakterien- oder Virusinfektionen, Unfälle oder Überlastung in die *aktivierte* Form übergehen.

Wie entsteht Arthrose?

Man unterscheidet zwischen einer *primären* und einer *sekundären Arthrose*(6). Die *primäre Arthrose* ist durch die *natürliche, altersentsprechende Abnutzung des Gelenkknorpels* bedingt. Es sind hierbei vor allem Hüft- und Kniegelenke (Cox- bzw. Gonarthrose) betroffen. Äußere Ursachen können meist nicht festgestellt werden, da es sich um einen ganz normalen Alterungsvorgang handelt.

Von einer *sekundären Arthrose* spricht man, wenn *auslösende Faktoren für die Abnutzung der Knorpelschicht* gefunden werden können. Diese können ganz unterschiedlicher Natur sein: Eine Hauptursache ist die *mechanische Überbeanspruchung der Gelenke*, die durch sportliche oder berufsbedingte Überbelastung zustande kommen kann. So hat man bei Menschen, die während ihrer Arbeit hauptsächlich eine hockende Haltung einnehmen (z.B. bei Bergleuten), das vermehrte Auftreten von Kniearthrosen beobachtet. Ebenso führt *starkes Übergewicht* zu einer übermäßigen Belastung der Gelenke und kann daher der Entstehung einer Arthrose, bevorzugt an Hüft- oder Kniegelenken, Vorschub leisten.

Aber auch *zu wenig Bewegung*, wie sie der Alltag vieler Menschen mit sich bringt, die ihre Arbeitszeit und ihre Freizeit sitzend zubringen, kann zu Problemen mit den Gelenken führen, da der

Gelenkknorpel nicht mehr optimal ernährt wird. Wer rastet der rostet – dieses Sprichwort hat seine Berechtigung.

Angeborene oder erworbene *Fehlhaltungen*, wie sie bei X-Beinen, O-Beinen, Hüftgelenksluxationen oder schief zusammengewachsenen Knochenbrüchen auftreten, führen zu einer punktförmigen Belastung und damit zum Abrieb des Knorpels an der entsprechenden Stelle und begünstigen so die Entstehung von Arthrosen.

Akute oder chronische *Verletzungen des Gelenks*, wie nicht ausgeheilte Meniskusverletzungen sowie *entzündliche Prozesse im Gelenk* werden mit der Entstehung von Arthrosen in Verbindung gebracht. An Stellen, wo der Knorpel beschädigt wurde, bildet sich zwar eine Art Ersatzknorpel, dieser ist aber wesentlich anfälliger für Verschleiß als das ursprüngliche Gewebe.

Von einer Reihe *Stoffwechselkrankheiten*, wie z.B. Diabetes, Gicht, Fettstoffwechselstörungen oder bestimmten Hormonstörungen der Schilddrüse, ist bekannt, dass sie an der Entstehung von Arthrosen beteiligt sein können.

Das gleiche gilt für angeborene Belastungsschwäche des Gelenkknorpels und andere *genetische Faktoren*.

Wie äußert sich Arthrose?

Bezeichnenderweise leiden manche Betroffene schon bei objektiv geringen Verschleißerscheinungen unter starken Schmerzen, während andere, bei denen eine hochgradige Arthrose vorliegt, nur relativ wenig Beeinträchtigungen empfinden. Die *Frühphase einer Arthrose verursacht in den seltensten Fällen Beschwerden*. Spürbare Anzeichen sind die sogenannte *Anlaufsteifheit und Anlaufschmerzen*. Die Gelenke fühlen sich nach längerem Sitzen oder Liegen, besonders morgens nach dem Aufstehen, steif an und schmerzen. Nach einiger Zeit der Bewegung lassen diese Schmerzen dann deutlich nach. Werden die erkrankten Gelenke *längere Zeit belastet, so treten mitunter starke Schmerzen* auf. Die Bewegungsfreiheit der Gelenke ist messbar eingeschränkt. Hinzu kommen *Muskel- und Sehnenverspannungen* und, gerade bei einer *aktivierten Arthrose*, äußerst schmerzhafte *Entzündungen und Ergüsse im Gelenk*. Oft bemerken Arthrosepatienten ein knirschendes Geräusch in den betroffenen Gelenken, sogenannte *Krepitationen*. Kälte und bestimmte Wetterlagen können zu einer Verschlimmerung der Krankheitszeichen führen. Die ganz automatisch eingenommene Schonhaltung zur Entlastung des erkrankten Gelenks führt ihrerseits zu einer unnatürlichen Haltung und Überlastung anderer Gelenke. *Weitere Gelenkprobleme sind damit vorprogrammiert*. Alles in allem ist die Lebensqualität der Betroffenen stark beeinträchtigt.

Wer läuft Gefahr an Arthrose zu erkranken?

Degenerative Gelenkerkrankungen wie Arthrose sind heute weltweit eine der wichtigsten Ursachen für eine frühzeitige Invalidität. *Rund 15 % der Weltbevölkerung leiden unter den Beschwerden einer Arthrose*. Schon im Alter von 35 Jahren weist die Hälfte der Bevölkerung degenerative Gelenkveränderungen auf. Ab dem 50. Lebensjahr sind drei Viertel und bei den über 70 jährigen etwa 90 % aller Menschen betroffen, auch wenn nicht jeder der Erkrankten Beschwerden hat. *Das bedeutet, dass jeder Mensch mit dem Risiko lebt eines Tages an den Symptomen einer Arthrose leiden zu müssen*. Das ist schon durch die natürliche Gelenkabnutzung während des Alterns oder durch angeborene oder vererbte Faktoren gegeben.

Durch die individuelle Lebensweise kann zusätzlich die Entstehung von Arthrosen begünstigt werden. Gelenkschädigend sind z.B. *körperlich anstrengende* und zusätzlich noch *einseitige Bewegungsabläufe* erfordernde Berufe, sowie *gelenkbelastende Sportarten*. Starkes *Übergewicht* mutet den Gelenken eine unnötige Belastung zu und führt oft auch zu *Bewegungsarmut* und nicht selten zu *Diabetes*, zwei weitere Umstände die den Gelenkverschleiß ankurbeln können.

Wie sieht die konventionelle Therapie bei Arthrose aus?

Nach heutigem Kenntnisstand gibt es *keine Möglichkeit eine Arthrose zu heilen*[7]. Hauptziel der Behandlung ist es daher das weitere Fortschreiten des Gelenkverschleißes so gut es geht zu verlangsamen. Weisen die Gelenke erst einmal degenerative Veränderungen auf, so kann nur versucht werden Risikofaktoren für eine weitere Schädigungen weitestgehend zu minimieren, Situationen, die den Übergang von einer *stummen Arthrose* in ihre *aktivierte Form* auslösen können wenn möglich zu meiden, oder, wenn eine *aktivierte Arthrose* vorliegt, die Schmerzen zu bekämpfen.

Solange eine Arthrose noch keine akuten Schmerzen verursacht, steht die *Reduktion von vorhandenem Übergewicht* durch Diät und regelmäßige, körperliche Betätigung wie Radfahren oder Schwimmen an erster Stelle. *Bewegung* wie auch gezielte Krankengymnastik trägt ihrerseits zur Stärkung der das Gelenk umgebenden Muskulatur und der Bänder bei und fördert eine ausreichende Ernährung des Gelenkknorpels. Muskelverspannungen können so gelöst und die Beweglichkeit des Gelenks verbessert werden. *Wärmeanwendungen* werden ebenfalls oft als Wohltat empfunden.

Gravierende Fehlstellungen der Knochen sollten gegebenenfalls *behoben* und einseitig belastende Bewegungsabläufe in Arbeit und Freizeit weitgehend vermieden werden. Vorhandene Stoffwechselkrankheiten sollten ausreichend behandelt werden.

Liegt eine *aktivierte Arthrose* vor, richtet sich das Hauptaugenmerk darauf, den Patienten von seinen quälenden Schmerzen zu befreien. In erster Linie wird das entzündete stark schmerzende Gelenk, eventuell unter Zuhilfenahme von Verbänden, Gips und Schienen, *ruhig gestellt*. Zusätzlich können eine Reihe *physikalischer Anwendungen*, wie Kältebehandlung, Packungen, Elektro- oder Ultraschalltherapie herangezogen werden.

Schmerzstillende und entzündungshemmende Substanzen, vor allem die sogenannten *nichtsteroidalen Antirheumatika*, können die Schmerzen in der Akutphase wirksam bekämpfen. Die Einnahme dieser Medikamente ist jedoch sehr oft mit zum Teil erheblichen Nebenwirkungen wie Gastritis oder Magengeschwüren verbunden(8). Eine Heilung oder auch nur ein Stoppen des Krankheitsprozesses ist auch durch diese Medikamente nicht möglich, im Gegenteil, eine längerfristige Anwendung der klassischen nichtsteroidalen Antirheumatika kann den degenerativen Prozess noch beschleunigen(9). Trotz allem können Antirheumatika bei einer aktivierten Arthrose kaum entbehrt werden.

Daneben kommen *Kortisonpräparate* zum Einsatz. Diese werden direkt in das Gelenk gespritzt. Selbst wenn man zugute hält, dass die bekannten und gefürchteten Nebenwirkungen wie Gewichtszunahme, Wassereinlagerungen, Mondgesicht oder die Entstehung von Osteoporose erst bei länger dauernder Anwendung von Kortikoiden auftreten, so bleibt doch das nicht zu vernachlässigende Infektionsrisiko durch Injektionen in ein Gelenk eine ernst zu nehmende Gefahr.

Als letzter Ausweg können *operative Methoden*, wie die chirurgische Glättung des Knorpels oder der Einsatz künstlicher Gelenke den Patienten mit sehr stark degenerierten Gelenken eine Zukunft im Rollstuhl ersparen.

Gibt es Alternativen zur konventionellen Therapie von Arthrose? Kann man vorbeugen?

Alle bisher aufgeführten Therapiemöglichkeiten behandeln entweder die Symptome einer Arthrose, wobei teilweise gravierende Nebenwirkungen in Kauf genommen werden müssen, oder versuchen die Riskofaktoren für eine schnelles Voranschreiten des Gelenkverschleißes zu minimieren. Vielleicht gibt es aber auch Möglichkeiten, das Übel an der Wurzel in diesem Fall am Gelenkknorpel zu packen? Dazu muss man die Vorgänge in einem arthrotischen Gelenk genauer betrachten. Im Anfangsstadium einer Arthrose kommt es zu einer Aufrauhung des glatten Knorpels. Das bedeutet, dass die Gelenkflächen nun nicht mehr reibungslos aufeinander gleiten können. Bewegungen aufgerauhter Gelenkflächen gegeneinander führen ihrerseits zu einem vermehrten Abrieb der Knorpelsubstanz. Ein Teufelskreis entsteht: je rauer der Knorpel, desto schneller der Abrieb. Kleine Knorpelstückchen können abschilfern und in der Gelenkflüssigkeit schwimmen. Sie vermindern die Schmierfähigkeit der Gelenkflüssigkeit, reizen die Gelenkinnenhaut und regen die vermehrte Bildung von Flüssigkeit an. Diese enthält wenig Nährstoffe, was bedeutet, dass der Knorpel nicht mehr ausreichend ernährt wird. Zusätzlich schädigen die bei Entzündungen freigesetzten Substanzen den Knorpel weiter. Im schlimmsten Fall ist der Knorpel völlig abgerieben und der darunter liegende Knochen freigelegt. Letztendlich führt das zu einer Deformation des Gelenks.

Daraus wird ersichtlich, dass die *Unversehrtheit des Knorpels von immenser Wichtigkeit für das reibungslose Funktionieren eines Gelenks* ist. Es muss also alles daran gesetzt werden, den Knorpel zu schützen oder den versehrten Knorpel zu regenerieren. Dieser Therapieansatz hat einen Namen: *„Chondroprotektive Therapie“*, was soviel wie *„Knorpelschützende Therapie“* bedeutet. Bedenkt man, dass die Frühstadien einer Arthrose meist symptomlos verlaufen und weiter, dass jeder, ohne Ausnahme, an einer Arthrose erkranken kann und ab Erreichen eines gewissen Lebensalters mit hoher Wahrscheinlichkeit auch wird, so wird verständlich, wie *extrem wichtig ein frühzeitiger Schutz des Knorpels* ist.

Gesucht sind demnach *Substanzen, deren regelmäßige Anwendung oder deren Verzehr dem Knorpel genügend und geeignete Nährstoffe zuführen* und ihn so vor Abrieb schützen. Außerdem soll der Knorpel angeregt werden, sich soweit möglich zu regenerieren. Selbstverständlich soll der Verzehr dieser Substanzen völlig frei von unerwünschten Nebenwirkungen sein.

Einen Vorschlag findet man in den Schriften der heiligen Hildegard von Bingen, die von 1098 bis 1179 lebte. Sie leistete auf medizinischem Gebiet Außergewöhnliches, indem sie genaueste Naturbeschreibungen gab und zahlreiche äußerst wirksame Volksheilmittel und Behandlungsmethoden zusammentrug. Bei ihr steht geschrieben:

> *„...Wer in seinen Gelenken und Gliedern stechende Schmerzen hat und auch Magen-Darmschmerzen, esse oft und reichlich abgekochte Rinderfüße mit ihrem Fett und Schwielen. Das räumt auf mit diesen Stichen und Schmerzen...“*

Gemeint ist hier nicht, dass die Knochen gegessen werden sollen, sondern die nach dem Kochen vom Knochen gelösten Bestandteile. Strehlow empfiehlt in seinem Buch über die Ernährungstherapie der heiligen Hildegard von Bingen[g] eine Kalbsfußknochenbrühe und Rinder- oder Kalbsfuß in Gelee als Bestandteile einer Basisdiät bei Arthrose, Gelenkschmerzen und Osteoporose.

Damit hat die heilige Hildegard den *Schlüssel zum Erfolg einer chondroprotektiven Therapie* geliefert – der knorpelschützende Inhaltsstoff dieser Diät ist *Gelatine*.

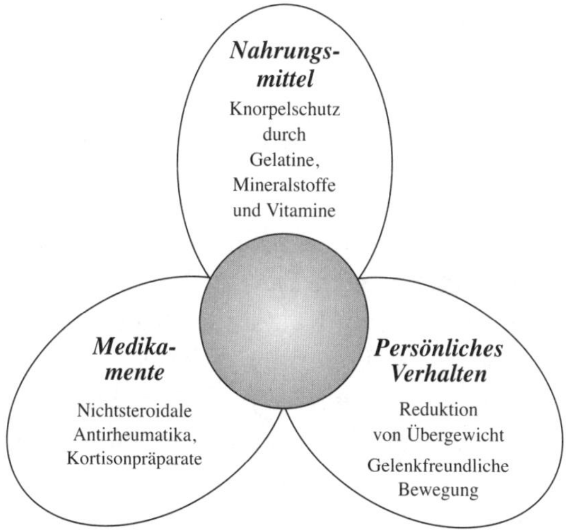

Drei Pfeiler, auf die sich Vorbeugung und Therapie von Arthrose stützen können.

Gelatine – das kollagene Eiweiß

Was ist Gelatine?

Gelatine setzt sich zusammen aus 85-90 % Eiweiß, etwa 2 % Mineralstoffen und Wasser. Gelatine enthält weder Fett noch Kohlenhydrate und keine Konservierungsstoffe. Eiweiß ist neben Kohlenhydraten und Fett einer der drei Hauptbestandteile der Nahrung. Grundbausteine von Eiweiß im menschlichen Körper sind etwa 20 verschiedene Aminosäuren, von denen einige - die sogenannten essentiellen Aminosäuren - mit der Nahrung aufgenommen werden müssen. Gelatine ist kein Arzneimittel und dient nicht der Heilung einer bestimmten Erkrankung. Sie sollte vielmehr als Nahrungsbestandteil und daher auch als Quelle zur Nahrungsergänzung betrachtet werden, um beispielsweise den Gelenkknorpel vor Arthrose zu schützen. *Und genau dafür ist die Aminosäurezusammensetzung der Gelatine wie geschaffen; sie entspricht der des Gelenkknorpels.*

Gelatine zeichnet sich durch *gute Verdaulichkeit* aus. Im Gegensatz zur lange vorherrschenden Meinung, dass Gelatine im Verdauungstrakt völlig abgebaut wird, weiß man heute, dass ein Teil der aufgenommenen Gelatine die Darmwand unverändert passieren kann[(10)] und diese Nahrungsbausteine im Knorpel eingelagert werden.

Die Herstellung von Gelatine erfolgt aus Knochen und Häuten von zum Verzehr freigegebenen Tieren. Während bei der Heiligen Hildegard von Bingen noch Kalbsfüße ausgekocht wurden, so wird Gelatine heute in *modernen großtechnischen Verfahren hygienisch und unter Ausschluss jeglicher Erreger* gewonnen. Eine fortschrittlichere und darreichungsfreundlichere Form der Gelatine ist das Gelatinehydrolysat. Anders als Gelatine ist das Hydrolysat in kaltem Wasser löslich, geliert aber nicht mehr. Gelatinehydrolysat enthält sogar 95 % reines Eiweiß.

Gelatine findet in zahllosen Lebensmitteln, wie Desserts, Sülzen oder Gummibärchen Anwendung und wird in pharmazeutischen Präparaten, für Hart- und Weichkapseln weltweit eingesetzt. Gelatine ist selbst ein reines, natürliches Lebensmittel; der Verzehr von Gelatine und Gelatineprodukten ist völlig sicher.

Welche positiven Auswirkungen hat Gelatine auf den Körper?

Schon unsere Vorfahren wussten von den *positiven Auswirkungen* gelatinehaltiger Speisen auf *Haut, Haare und Nägel*. Diese Beobachtungen sind mittlerweile eingehend wissenschaftlich untersucht worden(11). Es ist bewiesen, dass der regelmäßige Verzehr von Gelatine eine Zunahme des Haardurchmessers und der Haardichte sowie eine deutlich glattere Haut zur Folge hat(12,13,14). Brüchige Nägel werden nach Einnahme von Gelatine wieder fester, ja sogar manche Nagelerkrankungen wie Nagelekzeme können durch Gelatine deutlich gebessert werden(15,16).

Man ist zu dem Schluss gekommen, dass *langfristig der Verzehr von Gelatine grundsätzlich die Stabilität und mechanische Belastbarkeit eiweißreicher Körperorgane, wie Haare, Haut Knochen oder Knorpel, steigern kann.*

Gelatine - Schutz und Baustein für Knochen und Gelenke

Seit vielen Jahren ist Gelatine als Aufbaunahrung für die Gelenke im Gespräch, wenn auch ihre Wirkung lange nicht bewiesen war. In neuerer Zeit weckt nun der Einsatz von Gelatinepräparaten bei Störungen des Bewegungsapparates, insbesondere bei Arthrose, aber auch bei Osteoporose, in zunehmendem Maße das Interesse von Medizinern. Mehrere höchst aufschlussreiche, wissenschaftlich fundierte Studien an einer Reihe von Patienten mit unterschiedlichsten Knochen- und Gelenkbeschwerden wurden während der letzten Jahre durchgeführt und belegen, wie nachfolgend erläutert wird, eindeutig die Wirksamkeit von Gelatinepräparaten.

Welche Erfolge wurden mit Gelatine erzielt?

Arthrose

Besondere Beachtung verdienen die Studien von Professor Adam vom Rheumaforschungsinstitut in Prag. Er untersuchte die Auswirkungen von Gelatine und Gelatinehydrolysat auf den Krankheitsverlauf bei 52 Patienten mit einer *aktivierten Knie- oder Hüftarthrose*[17]. Alle Patienten litten seit mindestens fünf Jahren an der Erkrankung. Sie bekamen 60 Tage lang ein Präparat mit jeweils zehn Gramm Gelatine oder ein Scheinmedikament (Hühnereiweiß). Als Erfolgskriterien dienten objektive Messungen wie die Beweglichkeit der betroffenen Gelenke oder der Verbrauch von entzündungshemmenden Medikamenten und Schmerzmitteln, die die Patienten zusätzlich einnehmen durften. Außerdem sollten die Patienten anhand eines ausgeklügelten Schemas ihre Schmerzen, eingeteilt in dreizehn verschiedene Schmerztypen, wie Belastungsschmerz, Nachtschmerz oder Wetterempfindlichkeit, selbst beurteilen. *Nach der Behandlung hatten sich die Schmerzen der Patienten, denen ein Gelatinepräparat, sei es Gelatine pur, Gelatine mit Zusatzstoffen oder Gelatinehydrolysat verabreicht worden war, deutlich gebessert* im Vergleich zu denen der Gruppe, die ein

Scheinmedikament erhalten hatte. Die mit Gelatine behandelten Personen mussten weniger oft zu Schmerzmitteln greifen. Besonders bei Patienten mit Hüftarthrose war eine verbesserte Beweglichkeit des Gelenks messbar.

Professor Beuker, Leiter der Abteilung Sportmedizin des Instituts für Sportwissenschaften an der Universität Düsseldorf, untersuchte im Verlauf mehrerer Studien den Einfluss von Gelatinehydrolysat auf verschiedene Patientengruppen, z.B. auf Sportler, ältere Personen mit Gelenkstörungen oder Patienten einer sportmedizinischen Praxis(18,19). Die Personen erhielten täglich entweder zehn Gramm Gelatinehydrolysat oder ein Scheinmedikament über einen Zeitraum von sechs Monaten. Auch hier *hatten die mit Gelatinehydrolysat behandelten Patienten nach Abschluss der Studie deutlich weniger Schmerzen. Die Beweglichkeit der Gelenke war verbessert.*

Dr. Seeligmüller, Arzt für Orthopädie, Sportmedizin und physikalische Therapie in Bonn, behandelte während mehrerer Studien jeweils über 350 Patienten, die an *degenerativen Erkrankungen verschiedener Gelenke* litten, mit einem Gemisch aus Gelatine und L-Cystin(21,22). Es wurden dabei sieben Gramm pro Tag über einen Zeitraum von mindestens drei bis hin zu fünfzehn Monaten verabreicht. Die Probanden durften ihre konventionelle Arthrosebehandlung beibehalten. Sie sollten zu Beginn und am Ende der Behandlung den Verbrauch von Schmerzmitteln sowie anhand eines festgelegten Schemas ihre Schmerzen beschreiben. Zusätzlich wurde gemessen, wie weit die Patienten gehen konnten. *Nach Abschluss der Behandlung mit Gelatine hatten die Patienten im Durchschnitt wesentlich weniger Schmerzen und konnten größere Strecken zurücklegen als zu Beginn der Behandlung. Die Patienten mussten deutlich weniger Schmerzmittel einnehmen.* Die Häufigkeit von entzündungshemmenden Injektionen in das Gelenk nahm von immerhin durchschnittlich zwei Spritzen pro Monat, vor der Behandlung, auf ein bis zwei Spritzen pro Jahr, unter der Behandlung, ab. Besonders gut wirkte das Präparat bei

Polyarthrosen der Hände und bei Kniearthrosen. Einige Patienten wurden sogar vollkommen beschwerdefrei.

Ähnliche Ergebnisse erzielte Dr. Oberschelp aus Hamm bei einer drei Monate dauernden Behandlung mit einem Präparat, das Gelatine, L-Cystin und Vitamin A enthält[23]. Er teilte 154 Patienten, die an *Knie- und Hüftarthrosen, Chondropathia patellae* oder *juvenilen Aufbaustörungen der Wirbelsäule* litten, in drei Gruppen ein. Eine Gruppe wurde auf herkömmliche Weise mit physikalischer Therapie behandelt, die zweite mit physikalischer Therapie und dem Präparat und die dritte mit dieser Wirkstoffkombination allein. Sowohl *subjektive Zeichen*, wie die Beurteilung der Schmerzen durch die Patienten selber, als auch *objektive Kriterien*, wie die Beweglichkeit der Gelenke oder der allgemeine Zustand der Patienten, *waren bei über 90 % der Patienten aus den Gruppen, die die Wirkstoffkombination bekommen hatten, deutlich gebessert*. Die physikalische Behandlung hatte keinen zusätzlichen Einfluss.

Prof. Moskowitz[37], einer der führenden amerikanischen Rheumatologen, von der Case Western Reserve Universität war Leiter einer internationalen Arthrosestudie. Fast 400 Patienten mit Kniearthrosen in 20 Kliniken in den USA, Großbritannien und Deutschland nahmen teil. Wiederum bekam die eine Hälfte der Patienten ein Scheinpräparat, die andere Hälfte Gelatinehydrolysat über einen Zeitraum von 6 Monaten. In Deutschland beendeten 93% der Patienten die Untersuchung. Bereits nach 2 Monaten haben die Patienten der Gelatine-Gruppe deutlich weniger Schmerzen und bessere Beweglichkeit. Die statistisch hochsignifikanten Resultate bestätigen die Ergebnisse aller vorherigen Studien: *Gelatine ist ein ausgezeichnetes Therapeutikum für Arthrose und Osteoporose*.

Nun ist die Therapie auch in den USA bekannt. Gelatinepräparate, teilweise mit Calzium angereichert, werden dort von namhaften Firmen vertrieben.

In Deutschland ist die Gelatinetherapie seit langem Bestandteil der medizinischen Lehrmeinung, seit Prof. Kasper von der Universität

Würzburg sie in seinem Lehrbuch „Ernährungsmedizin und Diätetik" erwähnt[38].

Osteoporose

Im Rahmen seiner Untersuchungen über die Wirkung von Gelatine verabreichte Prof. Adam 94 Patientinnen, die an einer *postmenopausalen Osteoporose* litten, 24 Wochen lang Calzitonin, ein gängiges Medikament zur Behandlung von Osteoporose[20]. Die Hälfte der Frauen erhielt zusätzlich zehn Gramm Gelatine am Tag. Zur Beurteilung wurde die Konzentration bestimmter Substanzen, die eindeutig einen Kollagenabbau der Knochen anzeigen, wie er bei Osteoporose stattfindet, im Urin gemessen. *Bei den Patientinnen, denen zusätzlich zum Calzitonin das Gelatinepräparat verabreicht worden war, wurde eine eindeutig verstärkte Hemmung des Kollagenabbaus beobachtet.* Dieser Effekt hielt erfreulicherweise noch neun Monate nach Beendigung der Therapie an.

Die Ergebnisse einer weiteren vielversprechenden, über einen Zeitraum von drei Jahren angelegten Studie liegen ebenfalls vor.

In dieser Studie erhielten 92 Patientinnen 3 Jahre lang je zur Hälfte ein Calzium- bzw. ein Gelatinehydrolysat Präparat. Die Gelatinegruppe erhielt keine weiteren Medikamente. Nach Auffassung von Prof. Adam ist das Ergebnis erstaunlich, da es so nicht zu erwarten war: Die Konzentration der Substanzen, die den Kollagen- und Knochenabbau anzeigen, war in der Gelatinegruppe geringer. Das heißt, Gelatine hemmte den Abbau stärker als Calzium. Besonders bemerkenswert aber war, dass Gelatine gegenüber Calzium die Frakturrate (Knochenbrüche) um ein mehrfaches senkte.

Worauf beruht die Wirkung von Gelatine?

Diese wissenschaftlichen Studien belegen eindrucksvoll die Erfolge, die sowohl bei der Behandlung von Osteoporose, als auch ganz besonders bei der Behandlung von Arthrose, mit Gelatine erzielt werden können. Wie lassen sich diese Erfolge aber erklären?

Arthrose

Das langfristige Ziel einer Vorbeugung bzw. Behandlung von Arthrose muss sein, den natürlichen altersbedingten Abbau des Gelenkknorpels zu verzögern und - wenn der Knorpel bereits geschädigt ist - ihn vor fortschreitender Zerstörung zu schützen. Wenn möglich, soll sich der defekte Knorpel regenerieren. Dazu werden von außen Substanzen als Bausteine zugeführt mit deren Hilfe der Knorpel vor Abbau geschützt wird oder sich krankes Knorpelgewebe wieder aufbauen kann. Die Hauptbestandteile des Knorpels sind einerseits Kollagenfasern, die das Gerüst des Knorpels bilden und so für die Stabilität sorgen, andererseits die sogenannten Proteoglykane, die die Kollagenfasern umgeben, sie zusammenhalten und für die Elastizität des Knorpels verantwortlich sind. Im gesunden Knorpel werden diese Substanzen ständig auf- und wieder abgebaut, wobei ein Gleichgewicht zwischen Auf- und Abbau vorliegt. Bei Arthrose ist dieses Gleichgewicht stark zugunsten des Abbaus verschoben, so dass ständig Knorpelmasse verloren geht. Doch damit nicht genug, durch Entzündungsprozesse werden Stoffe freigesetzt, die dazu beitragen, dass der Körper nun eine Art von Kollagen aufbaut, das den Ansprüchen für eine gute Funktion des Gelenks nicht mehr genügt.

Gelatine wird aus kollagenem Material tierischen Ursprungs gewonnen. *Sie enthält eine große Menge verschiedener Aminosäuren in der idealen Zusammensetzung, wie sie für die Synthese von Kollagenfasern vom Körper benötigt* und wie sie in keinem anderen Lebensmittel gefunden wird. Nach Verzehr von Gelatine konnten diese Aminosäuren im Blutplasma von Versuchspersonen gefunden werden. In Tierversuchen wurde zudem nachgewiesen, dass diese Bausteine aus der Gelatine tatsächlich in den Knorpel eingebaut werden(10). Bei Fohlen fand man eine stärkere Knorpelschicht, nachdem Gelatine in ihr Futter gemischt wurde(25).

Gelatine hat gegenüber den konventionellen Behandlungsmethoden einer Arthrose einen großen Vorteil: Die gängigen Medikamente haben zum Teil starke Nebenwirkungen und sie verschlechı darüber hinaus, wenn sie lange Zeit angewendet werden, :tendlich den Zustand des Knorpels. Nichtsteroidale Anti- ımatika hemmen nämlich die Synthese von Proteoglycanen[27]. Kortison als Alternative verändert die knorpelaufbauenden Zellen mitunter so, dass sie nur noch eingeschränkt funktionieren[28]. Gelatine dagegen beeinflusst durch ihre *knorpelschützende Eigenschaft* den Knorpelstoffwechsel positiv.

Osteoporose

Bei Osteoporose wird die Knochenmasse so stark abgebaut, dass der Knochen porös wird und letztlich leicht bricht. Hauptaugenmerk wird bei der Vorbeugung und Behandlung von Osteoporose auf eine ausreichende Zufuhr des Mineralstoffes Calzium gelegt. Sicherlich ist es richtig, dass der Abbau von Calzium aus den Knochen ein wesentlicher Grund für die Entstehung von Osteoporose ist. Doch sollte dabei nicht vergessen werden, dass *Kollagen das Gerüst des Knochens bildet* und der Verlust der Mineralstoffe aus den Knochen auch einen erhöhten Abbau von Knochenkollagen mit sich bringt. Durch den Verzehr von Gelatine werden dem Körper die *geeigneten Bausteine zum Aufbau des Knochenkollagens* zur Verfügung gestellt.

Wann kann man Gelatine anwenden?

Als besonders günstig hat sich die Behandlung mit Gelatine bei Frühfällen von Hüft- und Kniearthrose (Cox- und Gonarthrose) erwiesen[23]. Gute Erfolge wurden auch bei der Behandlung von *Chondropathia patellae*[24], der Degeneration des Knorpels der Kniescheibe, und bei schmerzhaften Schüben von *Polyarthrosen an den Fingergelenken*[21] erzielt. *Überlastungsschmerzen*, wie sie nach übermäßiger sportlicher Belastung an den großen Gelenken auftreten können, lassen sich durch die Behandlung mit Gelatine lindern[29]. Das gilt auch für *degenerative Erkrankungen im Bereich der Wirbelsäule*[23] (Morbus Scheuermann). *Verletzungsbedingte Knorpelschäden im Jugendalter* lassen sich gut mit Gelatine behandeln[30]. Erfolgreich wurde diese Kombination auch bei *Osteoporose* eingesetzt[20].

Eine Einschränkung ist allerdings gegeben: Bei all diesen aufgezählten Krankheiten muss noch regenerationsfähiger Knorpel vorhanden sein(21,23), da Gelatine zum Aufbau von Knorpelmasse beiträgt, und das kann nur funktionieren wenn noch genügend Knorpelzellen vorhanden sind. Naturgemäß sprechen daher junge Patienten besonders gut auf Gelatinegaben an(30).

Prinzipiell ist die Anwendung von Gelatine *bei Gelenkverschleiß und Osteoporose sinnvoll* und empfehlenswert, insbesondere da es sich um Substanzen handelt, die Bestandteile der menschlichen Ernährung sind und ihr Verzehr keine unerwünschten Nebenwirkungen hervorruft.

Vorhandene Beschwerden sollten aber unbedingt ärztlich abgeklärt werden, um andere Erkrankungen auszuschließen und keine Zeit für zusätzliche sinnvolle Therapien zu verlieren. Kontrolluntersuchungen während des Krankheitsverlaufs sind ebenfalls ratsam.

Wie lange und in welcher Dosis sollte Gelatine eingenommen werden?

Der Stoffwechsel im Gelenkknorpel ist verglichen mit anderen Prozessen im Körper träge. Um Erfolge bei der Vorbeugung und Behandlung von Arthrose oder Osteoporose zu erzielen, sollte Gelatine über einen längeren Zeitraum eingenommen werden. Es empfiehlt sich *Gelatine täglich in ausreichender Dosis* (8-10 Gramm Gelatine) für *mindestens drei, besser noch sechs Monate* einzunehmen, die Anwendung eventuell für sechs bis acht Wochen zu unterbrechen und sie dann regelmäßig zu wiederholen.

Gibt es Nebenwirkungen?

Die Behandlung von Arthrosen ist langwierig, sie dauert mitunter Monate oder gar Jahre. Gerade deswegen muss besonderer Wert auf Freiheit von Nebenwirkungen gelegt werden. Außer selten vorkommendem Völlegefühl und Magendrücken sind bisher *keine unerwünschten Begleiterscheinungen nach Einnahme von Gela-*

tine bekannt geworden. Einer Abneigung gegen Gelatine, wie sie einige Patienten der durchgeführten Studien entwickelten, kann durch kombinierte Einnahme der Substanzen mit Säften oder Milchprodukten oder durch Verzehr von gelatinehaltigen Fertigprodukten, wie Gesundheitsriegel, entgegengewirkt werden.

Als positive Begleiterscheinung der Therapie wurde von verstärktem Wachstum von Haaren und Nägeln, und spürbaren Verbesserungen der Haut berichtet.

Es soll noch einmal betont werden, dass es sich bei Gelatine um ein Lebensmittel handelt, das nach den strengen Richtlinien der Lebensmittelgesetzgebung hergestellt und seit Jahrhunderten verzehrt wird. *Der Verzehr von Gelatine ist völlig bedenkenlos*.

Mineralstoffe, Vitamine und Inulin – Nährstoffe für Knochen und Gelenke

Mit Gelatine werden dem Körper die Bausteine zugeführt, die er für den Aufbau von Knorpel und Knochenmatrix braucht. Doch es gibt noch weitere Wege, durch richtige Ernährung positiv auf Knochen und Gelenke einzuwirken.

In vielen Büchern können interessierte, gesundheitsbewusste Leser konkrete Rezepte für die Ernährung bei Arthrose oder Osteoporose finden. Meistens sind diese Diäten aus Lebensmitteln zusammengestellt, die reich an bestimmten Nährstoffen sind. Im Folgenden soll näher auf Mineralstoffe und Vitamine, die eine wichtige Rolle zur Vorbeugung und unterstützenden Behandlung von Arthrose und Osteoporose spielen, eingegangen werden. Anhand dieser Übersicht kann auch abgeschätzt werden, auf welche Inhaltsstoffe beim Kauf von Vitamin- und Mineralpräparaten für eine sinnvolle Nahrungsergänzung Wert gelegt werden sollte.

Calcium

Calcium ist das wichtigste Mineral in den Knochen. 99 % der insgesamt 1000 bis 1500 Gramm Calcium im Körper eines erwachsenen Menschen werden in den Knochen gespeichert. Sieben bis acht Gramm Calcium sind in den verschiedenen Körperzellen eingelagert und etwa ein Gramm liegt in gelöster Form im Blut vor. Das Calcium im Knochen dient als Depot. Von dort wird es bei Bedarf ab- und wieder eingebaut. Täglich werden etwa 0,3 Gramm Calcium durch Urin, Stuhl und Schweiß ausgeschieden.

Von elementarer Bedeutung ist Calcium für die Stabilität der Knochen und zur Vorbeugung von Osteoporose. Einen wichtigen Beitrag leistet Calcium zur einwandfreien Funktion von Herz- und Skelettmuskeln, sowie zur Reizleitung zwischen den Nervenzellen.

Wieviel Calcium braucht der Mensch?

Calcium wird täglich über die Nahrung aufgenommen. Besonders reich an Calcium sind Milchprodukte (Milch 120-125 mg / 100 g, Hartkäse 800-1300 mg / 100 g, Schnittkäse 500-800 mg / 100 g), Nüsse (Haselnüsse 252 mg / 100 g) Gemüse (Fenchel 109 mg / 100 g, Brokkoli 113 mg / 100 g, Grünkohl 212 mg / 100 g) und Sojabohnen (212 mg / 100 g).

Das Kuratorium für Knochengesundheit empfiehlt die folgenden Mengen für die tägliche Calciumaufnahme (die Werte der Deutschen Gesellschaft für Ernährung haben ähnliche Größenordnungen).

Altersgruppe	**Menge**
Kinder	400-1000 mg
Jugendliche und Erwachsene	1000 mg
Schwangere und Stillende	2000 mg
Frauen in den Wechseljahren	1500 mg
Osteoporosepatienten	1500 mg
Ältere Männer	1200 mg

Bis zu zwei Gramm Calcium pro Tag können bedenkenlos eingenommen werden, ohne dass unerwünschte Nebenwirkungen zu befürchten sind. Bei Nebenschilddrüsenüberfunktion und Vergiftung mit Vitamin D sollte auf eine zusätzliche Calciumeinnahme verzichtet werden.

Wie entsteht Calciummangel? Welche Folgen hat er?

Calciummangel ist weit verbreitet. Hauptursache dafür ist eine calciumarme Ernährung. Man schätzt, dass *nur etwa jeder Zweite die täglich benötigte Calciummenge über die Ernährung aufnimmt*. Noch schlechter ist diese Bilanz bei älteren Menschen, die ganz besonders auf eine ausreichende Calciumzufuhr angewiesen sind. Auch die heutzutage sehr eiweißreiche Kost kann letztendlich zu Calciummangel führen, da zu viel verzehrtes Eiweiß im

Körper gespeichert wird, Calcium an sich bindet und es so dem Einbau in die Knochen entzieht.

Die Langzeiteinnahme vieler geläufiger Medikamente wie Abführ- und Entwässerungsmittel oder Antazida, die gegen Magenübersäuerung wirken, hemmen die Calciumaufnahme aus der Nahrung. Gleiches gilt für manche Darmerkrankungen und Gallensekretionsstörungen, Vitamin D-Mangel, zu viel Phosphat in der Nahrung (colahaltige Getränke!), übermäßigen Kaffeekonsum, mangelnde körperliche Aktivität, Stress oder Östrogenmangel. Nicht zu vernachlässigen ist auch der Calciumverlust bei der Nahrungszubereitung.

Calciummangel kann zu teilweise schwerwiegenden Erkrankungen wie Osteoporose, Muskelkrämpfen, erhöhter Erregbarkeit des Nervensystems, Karies, Parodontose und verstärkter Blutungsneigung führen.

Warum brauchen Osteoporosepatienten Calcium?

Eine ganz entscheidende Rolle spielt Calcium bei der *Vorbeugung und Behandlung von Osteoporose*. Calcium macht zusammen mit Phosphat den überwiegenden mineralischen Bestandteil des Knochens aus, der in das organische Material, das Kollagen, eingelagert wird. Schon in der Jugend muss dem Körper genügend Calcium zugeführt werden, um eine maximale Knochenmasse zu erreichen, als „Calcium-Sparguthaben“ für Zeiten in denen mehr Calcium verbraucht als zugeführt wird, d.h. besonders für das Alter. Denn alte Menschen neigen dazu, weniger Magensäure zu bilden, was die Calciumaufnahme aus der Nahrung erschwert. Hinzu kommen die bekannten hormonellen Faktoren, die bei Frauen in und nach den Wechseljahren zu Calciummangel führen, und der natürliche altersbedingte Calciumabbau aus den Knochen. Folgende Einschätzungen von Wissenschaftlern belegen eindrucksvoll, welch verheerende Auswirkung ein permanentes Calciumdefizit auf die Knochen hat: Werden jeden Tag nur 90 mg Calcium zu wenig aufgenommen, so werden in 30 Jahren etwa 60 % der Skelettmasse abgebaut sein.

Inulin und Oligofructose

Was sind Inulin und Oligofructose?

Inulin besteht aus miteinander verbundenen Zucker-Bausteinen, hauptsächlich Fruchtzucker (Fruktose). Es kommt als Energiespeicher in vielen Pflanzen vor, die als Nahrungsmittel dienen, wie z.B. in Weizen, Lauch, Zwiebeln, Spargel, Schwarzwurzeln oder Artischocken. Industriell wird Inulin z.B. aus Zichorienwurzeln gewonnen. Oligofructose ist ein natürlicher Bestandteil des Inulins und kann aus diesem hergestellt werden.

Inulin und Oligofructose sind *Ballaststoffe*. Sie sind unverdaubar, haben einen vergleichsweise niedrigen Kaloriengehalt und sind hervorragend für Diabetiker geeignet. Vom Geschmack her sind sie leicht süßlich. Anders als gewöhnliche Ballaststoffe haben sie eine *prebiotische Wirkung*, sie stimulieren Wachstum und Aktivität der im Dickdarm vorkommenden Bifidus-Bakterien. Diese können vor bestimmten Infektionen und Verdauungsstörungen schützen.

Welchen Einfluss haben Inulin und Oligofructose auf die Verwertung von Calcium?

Das Calcium aus der Nahrung gelangt über die Darmschleimhaut ins Blut und wird schließlich zum Großteil in die Knochen eingebaut. Da es aber gleichzeitig zu einer Ausscheidung über Urin, Stuhl und Schweiß kommt, wird letztlich nur etwa ein Drittel bis bestenfalls die Hälfte (bei Heranwachsenden) des verzehrten Calciums verwertet. Wie erstrebenswert wäre es da doch, gerade in Hinsicht auf Vorbeugung und Behandlung von Osteoporose, eine bessere Verwertung des Calciums aus der Nahrung oder aus Calciumpräparaten zu erreichen.

Tatsächlich gibt es die *Möglichkeit durch zusätzlichen Verzehr von Inulin oder Oligofructose die Calciumaufnahme um bis zu 65 % zu steigern*. Seit kurzem ist aus Versuchen mit Ratten bekannt, dass die genannten Stoffe eine wesentlich höhere Calciumaufnahme aus dem Futter bewirken[(31)] und die Knochenmineraldichte deutlich erhöhen[32,33]. Eindrucksvoll wurde auch bewiesen, dass die Anreicherung des Futters mit Oligofructose bei Ratten, denen die Eierstöcke entfernt wurden, eine durch Östrogenmangel bedingte Abnahme der Knochendichte verhindern kann[34].

Vergleichbare Erfolge konnten mit Versuchen an Freiwilligen, die Inulin oder Oligofructose zusätzlich zu ihrer normalen Ernährung aßen, erreicht werden. Bei Jugendlichen konnte so die *Calciumverwertung aus der Nahrung auf über 60 % gesteigert werden*[35]. Auch Erwachsene nahmen so *deutlich mehr Calcium aus der Nahrung auf*[36].

Warum brauchen Osteoporosepatienten Inulin oder Oligofructose?

Für die Vorbeugung und Behandlung von Osteoporose bedeutet das: Beim Heranwachsenden führt *regelmäßiger Verzehr von Inulin und Oligofructose* dazu, dass die *Knochenmasse*, die ja während der ersten 25 - 30 Lebensjahre aufgebaut wird, *maximiert* werden kann. Nach Erreichen der maximalen Knochenmasse kann dann *durch bessere Verwertung von Calcium der Calciumabbau aus den Knochen verringert werden.* Besonders interessant sind Inulin und Oligofructose bei der unterstützenden Behandlung einer akuten Osteoporose, da die Betroffenen stark darauf angewiesen sind ihren Knochen genügend Calcium zuzuführen.

Magnesium

Magnesium ist ebenso wie Calcium am Aufbau der Knochen und Zähne beteiligt. Im menschlichen Körper sind etwa 20 bis 30 Gramm Magnesium gespeichert, 60-65 % davon in den Knochen, ca. 30 % im Bindegewebe und 2-5 % in den Körperflüssigkeiten. Magnesium kommt immer dort vor, wo auch Calcium vorhanden ist. Es leistet einen wichtigen Beitrag zur Erhaltung der Gesundheit.

Viele Stoffwechselfunktionen können nur in Anwesenheit von Magnesium richtig ablaufen. Als Gegenspieler von Calcium sorgt es für eine einwandfreie Funktion des Herzmuskels. Weiterhin ist es wichtig für das Nervensystem und die Zellmembranen.

Wieviel Magnesium braucht der Mensch?

Magnesium findet sich in verschiedenen Lebensmitteln. Relativ viel Magnesium ist enthalten in z.B. Sojamehl (245 mg/100 g), Weizenkleie (580-600 mg/100 g), Sonnenblumenkernen (420 mg/100 g), Nüssen (130-180 mg/100 g), Weizenvollkornbrot (90 mg/100 g) oder Spinat (60 mg/100 g).

Die Deutsche Gesellschaft für Ernährung(*) und „Burgensteins Handbuch Nährstoffe"(**) empfehlen folgende Werte für die tägliche Magnesiumzufuhr:

Altersgruppe	**Menge**
Kinder und Jugendliche	80-310 mg*
Frauen	300 mg*
Männer	350 mg*
Osteoporosepatienten	500 mg**
Schwangere und Stillende	300-375 mg*

Wie entsteht Magnesiummangel? Welche Folgen hat er?

In der Ernährung vieler Menschen fehlt es an Magnesium. Bei Erkrankungen des Magen-Darm-Traktes kann Magnesium nicht ausreichend vom Körper aus der Nahrung resorbiert werden. Gleiches gilt natürlich auch für den längerfristigen Gebrauch von Entwässerungstabletten und Abführmitteln. Durch starkes Schwitzen beim Leistungssport kann es zu übermäßiger Ausscheidung von Magnesium kommen. Weiterhin begünstigen psychischer und physischer Stress, hoher Alkoholkonsum, Mangel an B-Vitaminen oder eine zu hohe Calcium- und Eiweißzufuhr die Entstehung von Magnesiummangel. In bestimmten Lebensabschnitten wie Wachstum, Schwangerschaft und Stillzeit kann es durch erhöhten Magnesiumbedarf zu Mangelerscheinungen kommen.

Die Folgen eines Magnesiummangels sind vielfältig. Dazu zählen Muskelzittern und Muskelkrämpfe (nächtliche Wadenkrämpfe), Übelkeit, Übererregbarkeit, Schlaf- und Konzentrationsstörungen, Störungen der Herzfunktion, Durchblutungsstörungen oder Depressionen. Magnesiummangel kann auch zu einer Verschiebung des Calcium-Magnesium-Phosphor-Verhältnisses im Körper führen, was seinerseits wieder eine Reihe von Folgesymptomen mit sich bringen kann.

Warum brauchen Osteoporosepatienten Magnesium?

Bei Osteoporose wird häufig auch Magnesiummangel festgestellt. Magnesium ist erforderlich um *Enzyme zu aktivieren, die für die Knochenbildung unabdingbar* sind. Der Körper benötigt die wichtigen Mineralstoffe *Calcium, Magnesium und Phosphor in einem bestimmten Verhältnis*. Nur wenn dieses Verhältnis in der Ernährung stimmt, können diese Mineralstoffe optimal verwertet werden. Für Calcium und Magnesium beträgt dieses Verhältnis 3:1. Wenn also zur Vorbeugung und Behandlung von Osteoporose z.B. 1200 mg Calcium eingenommen werden, so sollten dem Körper zusätzlich auch 400 mg Magnesium zugeführt werden.

Vitamin D_3

Vitamin D_3, auch Cholecalciferol genannt, gehört zu der Gruppe der D-Vitamine. Es wird in leicht modifizierter Form in der Leber gespeichert. Bei Bedarf wird daraus in der Niere die biologisch aktive Form, das Vitamin D Hormon, oder Calcitrol, gebildet. Vitamin D_3 ist von elementarer Wichtigkeit für gesunde Knochen und Zähne, da es die Einlagerung von Mineralien fördert. Daneben spielt es eine Rolle bei Wachstum und Entwicklung von Zellen und es unterstützt das Immunsystem.

Wieviel Vitamin D_3 braucht der Mensch?

Bei gesunden Menschen wird Vitamin D_3 in der Haut hergestellt, wenn diese der Sonne ausgesetzt wird. Zusätzlich wird es über die Nahrung aufgenommen. Vitamin D-reiche Nahrungsmittel sind Fisch (Lachs 16 μg/100 g, Hering 31 μg/100 g) Lebertran (330 μg/100 g), Eigelb (5 μg/100 g), Leber (1 μg/100 g), Butter (1,4 μg/100 g) oder Pilze (2-3 μg/100 g).

Die empfohlene Tagesdosis für Vitamin D liegt gemäß der Deutschen Gesellschaft für Ernährung(*) und „Burgensteins Handbuch Nährstoffe"(**) in folgenden Bereichen:

Altersgruppe	**Menge**
Kinder und Jugendliche	5 μg*
Frauen	5 μg*
Männer	5 μg*
Osteoporosepatienten	10-20 μg**
Schwangere und Stillende	10 μg*
Ältere Menschen	10 μg*

Von einer Überdosierung ist dringend abzuraten! Regelmäßige Einnahme von mehr als 1000 μg pro Tag kann zur Verkalkung der Nieren führen. Bei Kindern führt eine tägliche Dosis von mehr als 100 μg zu bedenklich hohem Calciumspiegel im Blut.

Es sei an dieser Stelle nachdrücklich vor dem Verzehr von mit Vitamin D_2 angereicherten Nahrungsmitteln gewarnt. Im Gegensatz zu Vitamin D_3 wird Vitamin D_2, auch Ergocalciferol genannt, nicht im menschlichen Körper gebildet. Es kann aber einfach und billig hergestellt werden und wird daher gerne zur „Anreicherung" von Lebensmitteln eingesetzt. Es kann schon in niedrigen Dosen zu unnatürlichen Calciumablagerungen in Arterien, Gehirnzellen, Nieren, Gelenken und Augen führen.

Wie entsteht Vitamin D_3-Mangel? Welche Folgen hat er?

Die Entstehung von Vitamin D_3-Mangel wird begünstigt, wenn *unzureichende Mengen des Vitamins mit der Nahrung aufgenommen werden oder die Haut kaum der Sonne ausgesetzt* wird. Das spielt bei strikten Vegetariern eine Rolle. Da Vitamin D_3 fast aus schließlich in tierischen Lebensmitteln vorkommt, ist die Synthese in der Haut die einzige Quelle für Vitamin D_3. Alte oder kranke Menschen sind oft ans Haus gebunden und können ihre Haut nicht ausreichend von der Sonne bescheinen lassen. Zusätzlich können alte Menschen Vitamin D_3 nicht mehr so wirkungsvoll in der Haut herstellen, oder in den Nieren in die aktive Form umwandeln, wie es bei jungen Menschen der Fall ist. In unseren nördlicheren Breiten kann es im Winter durch die naturgemäß geringere Sonnenbestrahlung zu Vitamin D_3-Mangel kommen. Auch die Verwendung von Sonnenschutzmitteln mit Lichtschutzfaktoren größer als acht verhindert die Synthese von Vitamin D_3 in der Haut. Bestimmte Verdauungsstörungen und Nierenleiden können Vitamin D_3-Mangel mit sich bringen.

Folge eines Mangels an Vitamin D_3 kann die Entmineralisierung der Knochen sein, die letztendlich zu Osteoporose oder Osteomalazie, einer Erweichung der Knochen, führt. Vitamin D_3-Mangel kann bei Kindern zu Rachitis führen. Weiterhin wird ein geschwächtes Immunsystem, der Verlust des Gehörs und Ohrensausen, Muskelschwäche, sowie ein erhöhtes Risiko für Dickdarm- und Brustkrebs mit Vitamin D_3-Mangel in Verbindung gebracht.

Warum brauchen Osteoporosepatienten Vitamin D_3?

Calcitrol, die aktive Form des Vitamin D_3 ist maßgeblich an der Calciumaufnahme aus der Nahrung und am Einbau von Calcium in die Knochen beteiligt. *Ohne Vitamin D_3 kann in der Kindheit kein stabiler Knochen aufgebaut werden und die Knochendichte im Erwachsenenalter nicht erhalten werden*. Daher sind Osteoporosepatienten unbedingt auf eine ausreichende Menge Vitamin D_3 im Körper angewiesen. Nun bildet die Haut, wenn sie Sonnenstrahlen ausgesetzt wird, Vitamin D_3, aber gerade Osteoporosepatienten, die wegen ihres Leidens und zum Teil auch wegen ihres hohen Alters größtenteils ans Haus gefesselt sind, können selbst nicht genügend Vitamin D_3 produzieren, so dass sie auf Vitamin D_3-Gaben angewiesen sind.

Biotin

Biotin, auch Vitamin B_7 oder Vitamin H genannt, wird gerne als das „Schönheitsvitamin" bezeichnet, da seine glättende und kräftigende Wirkung auf Haare, Haut und Nägel besonders von Frauen hoch geschätzt wird. Physiologisch betrachtet ist Biotin ein wichtiger Bestandteil vieler Enzyme. Es wird für den Fettstoffwechsel, das Zellwachstum und letztendlich zur Konstanthaltung des Blutzuckerspiegels benötigt.

Wieviel Biotin braucht der Mensch?

Biotin ist in vielen Nahrungsmitteln enthalten. Besonders reich an Biotin sind: Bierhefe (100 µg/100 g), Kalbsleber (75 µg/100 g), Sojabohnen (60 µg/100 g), Weizenkleie (44 µg/100 g), Haferflocken (20 µg/100 g) oder Avocado (10 µg/100 g). Kleinere Mengen Biotin können von bestimmten Darmbakterien im Körper hergestellt werden. Laut der Deutschen Gesellschaft für Ernährung(*) und „Burgensteins Handbuch Nährstoffe"(**) werden folgende Mengen für die tägliche Aufnahme von Biotin empfohlen:

Altersgruppe	Menge
Kinder und Jugendliche	20-100 µg*
Frauen	30-100 µg*
Männer	30-100 µg*
Schwangere und Stillende	75-150 µg**

Selbst bei regelmäßigem Verzehr deutlich höherer Mengen Biotin sind bis jetzt keine negativen Nebenwirkungen bekannt geworden.

Wie entsteht Biotinmangel? Welche Folgen hat er?

Mangelzustände können immer dann vorkommen, wenn *keine ausreichende Biotin-Zufuhr durch die Ernährung* stattfindet. So z.B. bei wiederholten, andauernden Abmagerungskuren, Alkoholismus oder chronischen Krankheiten. Antibiotika, wie auch einige andere Medikamente können die Aufnahme und Verwertung von Biotin einschränken. Außerdem können die Darmbakterien, die zur Synthese von Biotin benötigt werden, durch den längerfristigen Einsatz von Antibiotika abgetötet werden. Schwangere und Stillende haben einen gesteigerten Bedarf an Biotin, so dass während dieser Zeit Mangelzustände auftreten können.

Anzeichen eines Biotinmangels fallen oft schon rein äußerlich auf: Es kommt zu verstärktem Haarausfall, manchmal zur Bildung einer Glatze. Die Haut kann schuppig und gerötet sein, besonders Stellen um Mund und Nase. Der Betroffene erscheint blass aufgrund eines anämischen Zustandes und klagt über Muskelschmerzen oder Kribbeln und Taubheitsgefühl an Händen und Füßen. Auch Erbrechen, Magenschmerzen, Depressionen, Müdigkeit und Angstzustände wurden beobachtet.

Warum brauchen Osteoporose- und Arthrosepatienten Biotin?

Gelatine, die zur Vorbeugung und Behandlung von Arthrose und Osteoporose eingesetzt wird, besteht fast ausschließlich aus Aminosäuren. Biotin wird für *die Verwertung von Aminosäuren benötigt*, so dass es sinnvoll ist, zusammen mit Gelatine auch Biotin zu verabreichen, um dem Körper bei der Aufnahme von wichtigen Aminosäuren zu unterstützen.

Vitamin E

Zu der Gruppe der E-Vitamine gehören eine Reihe chemisch verwandter Verbindungen, die Tocopherole. Vitamin E hat eine außerordentlich wichtige Funktion für den Körper. Es schützt anfällige Gewebe oder körpereigene Stoffe wie Hormone, Fette oder andere Vitamine vor Oxidation durch sogenannte freie Radikale. Außerdem ist Vitamin E ein natürlicher Blutverdünner.

Wieviel Vitamin E braucht der Mensch?

Eine ausgewogene Ernährung ist die Quelle von Vitamin E für den menschlichen Körper. So ist Vitamin E z.B. in Sonnenblumensamen (21 mg/100 g), Weizenkeimen (12 mg/100 g), Distelöl (35 mg/100 g), Butter (2 mg/100 g) und Lachs (2 mg/100 g) enthalten. Die empfohlene Tagesdosis liegt entsprechend der Deutschen Gesellschaft für Ernährung(*) und „Burgensteins Handbuch Nährstoffe"(**) bei folgenden Werten:

Altersgruppe	**Menge**
Kinder und Jugendliche	6-12 mg*
Frauen	12 mg*
Männer	12 mg*
Schwangere und Stillende	14-17 mg*
Arthrosepatienten	400-800 mg**

Für gesunde Menschen bleibt selbst eine deutliche Überdosierung über einen längeren Zeitraum ohne negative Folgen für die Gesundheit. Da Vitamin E blutverdünnend wirkt, sollten Personen, die Medikamente mit ähnlicher Wirkung einnehmen müssen, keine hohen Dosen Vitamin E zu sich nehmen. Diabetiker sollten sich nur schrittweise an tägliche Mengen von mehr als 100 mg gewöhnen.

Wie entsteht Vitamin E-Mangel? Welche Folgen hat er?

Bei der Herstellung und Zubereitung vieler Lebensmittel geht Vitamin E oft verloren, was bedeutet, dass *keine ausreichende Versorgung mit diesem wertvollen Vitamin über die Nahrung gewährleistet ist*. Umweltbedingte Faktoren wie Luftverschmutzung oder Pestizidbelastung oder verhaltensbedingter Stress für den Körper durch Alkoholmissbrauch, Rauchen oder Hochleistungssport, führen zu einem gesteigerten Bedarf an Vitamin E, der durch die Nahrung nicht vollständig gedeckt wird. Da Vitamin E zu den fettlöslichen Vitaminen zählt, können Menschen, die aufgrund eines Leber-, Bauchspeicheldrüsen- oder Gallenleidens Fett schlecht absorbieren können, Vitamin E nicht gut aufnehmen. Vitamin C- oder Selenmangel ziehen oft auch Vitamin E-Mangel nach sich, da diese beiden Substanzen Vitamin E regenerieren können. Prinzipiell brauchen ältere Menschen mehr Vitamin E um den Körper vor schädlichen Oxidationsprozessen schützen zu können.

Vitamin E-Mangel kann unangenehme Auswirkungen haben. Muskeln, auch der Herzmuskel, können geschwächt werden und schrumpfen. Die roten Blutkörperchen können zerstört werden, was zu Blutarmut (Anämie) führt. Die Fortpflanzungsorgane können schrumpfen, was Unfruchtbarkeit zur Folge haben kann. Generell erhöht Vitamin E-Mangel die *Anfälligkeit für eine Reihe zum Teil schwerwiegender Erkrankungen* wie Rheuma, Schlaganfall, Herzinfarkt, Krebs, Nervenerkrankungen, Infektionen oder grauer Star.

Warum brauchen Osteoporose- und Arthrosepatienten Vitamin E?

Vitamin E hat *entzündungshemmende Eigenschaften* und kann deshalb zur Linderung des von einer *aktivierten Arthrose* verursachten Schmerzes längerfristig beitragen und bei regelmäßiger Einnahme das Fortschreiten der Arthrose verlangsamen. Es kann den Verbrauch von nicht steroidalen Antirheumatika, die bekanntlich eine Reihe unerwünschter Nebenwirkungen haben, herabsetzen.

Zusammenfassung

Osteoporose und Arthrose sind zwei Volkskrankheiten, die letztlich alle Menschen treffen können. Niemand sollte sich in Sicherheit wiegen, aber jeder kann aktiv an der Vorbeugung gegen diese Krankheiten mitwirken, indem er *seinem Körper täglich wertvolle Nährstoffe und Bausteine für den Knorpel- und Knochenstoffwechsel zuführt.*

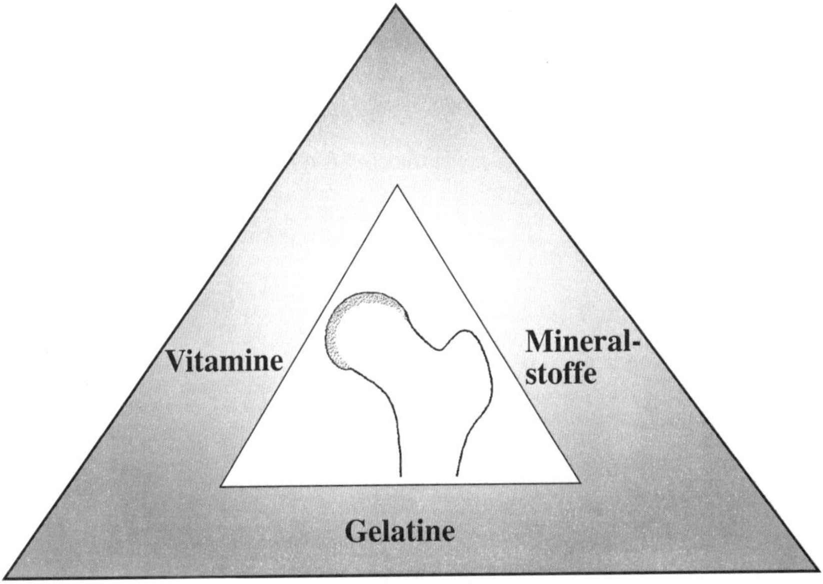

Die drei wichtigsten Säulen, auf denen eine Vorbeugung und Ergänzung der Therapie von Osteoporose und Arthrose mit Hilfe von Nährstoffen basieren kann.

Wissenschaftliche Untersuchungen belegen die Wirksamkeit von Gelatine, sowie einer Reihe von weiteren Substanzen, wie z.B. Vitamine, Mineralstoffe, u.a. Eine Kombination dieser Stoffe in der jeweils sinnvollen Dosierung, täglich über einen längeren Zeitraum eingenommen, kann sowohl zur Vorbeugung als auch unterstützend bei der Behandlung von Osteoporose und Arthrose eingesetzt werden. Ihr großer Vorteil besteht darin, dass im Gegensatz zu herkömmlichen Therapiemethoden *keine negativen*

Nebenwirkungen zu befürchten sind. Es handelt sich ja um Substanzen, die seit jeher Bestandteil der natürlichen Nahrung der Menschen sind, wenn auch sehr oft die tägliche Aufnahme über die Ernährung bei weitem nicht den Bedarf des Körpers deckt.

In der nachfolgenden Tabelle sind die einzelnen Nährstoffe, ihre Wirkweise und die empfohlene Tagesdosis zusammengefasst.

Nahrungs-mittel	Ziel im Körper	Wirkungsweise	Empfohlene Tagesdosis*
Gelatine	Knorpel/Knochen	Baustein für die Synthese von Kollagen, einem Grundbestandteil von Knochen und Knorpel	8 – 10 g*
B-Vitamine	Knorpel	Wichtig für den Knorpelstoffwechsel**	
Calzium	Knochen	Mineralstoff für die Knochenhärtung	800 – 1200 mg**
Magnesium	Knochen	Unterstützender Mineralstoff für die Knochenhärtung	300 – 400 mg**
Inulin	Knochen	Steigert die Verwertung von Calcium	15 g***
Vitamin D_3	Knochen	Ist nötig für die Aufnahme von Calcium	5 μg**
Biotin	Knorpel/Knochen	Hilft bei der Verwertung der Aminosäuren aus der Gelatine	30 – 100 μg**
Vitamin E	Knorpel/Knochen	Wirkt generell als Schutz vor äußeren Einflüssen und bei Entzündungen	12 mg**

* siehe Literatur [17]

** Deutsche Gesellschaft für Ernährung, siehe Bücherempfehlung

*** siehe Literatur [35]

Glossar

Aktivierte Arthrose	Arthrose, bei der entzündliche Prozesse im Gelenk ablaufen; sie geht mit starken Schmerzen einher.
Cox-Arthrose	Arthrose des Hüftgelenks
Gon-Arthrose	Arthrose des Kniegelenks
Polyarthrose	Arthrosen an mehreren Gelenken gleichzeitig, z.B. den Fingergelenken
Postmenopausale Osteoporose	Auch *Typ-I-Osteoporose*. Sie tritt bei Frauen nach den Wechseljahren auf und ist hauptsächlich auf die drastisch reduzierte Östrogenmenge bei diesen Frauen zurückzuführen.
Primäre Arthrose	Altersbedingter Gelenkverschleiß, äußere Ursachen sind oft nicht erkennbar.
Primäre Osteoporose	Osteoporose, deren Ursache im Knochenstoffwechsel liegt. Man unterscheidet hierbei die *Typ-I-* und die *Typ-II-Osteoporose*.
Senile Osteoporose	Auch *Typ-II-Osteoporose* oder *Immobilisations-Osteoporose*. Sie tritt bei älteren Menschen auf. Als Ursache wird Bewegungsmangel diskutiert.
Sekundäre Arthrose	Gelenkverschleiß, der auf konkrete Ursachen wie mechanische Überlastung, Übergewicht oder Fehlstellungen zurückgeführt werden kann.
Sekundäre Osteoporose	Osteoporose, die als Begleiterscheinung bestimmter Krankheiten, wie Stoffwechselerkrankungen, auftritt
Stumme Arthrose	Auch ruhende Arthrose. Der dem Lebensalter entsprechende natürliche Gelenkverschleiß. Im Gegensatz zur aktivierten Arthrose ist das Gelenk nicht entzündet.

Weiterführende Literatur

Bücher

a) Burgenstein, L. „Handbuch Nährstoffe“ Heidelberg, 1997.
b) Cooper, K.H. „Ratgeber Osteoporose“ München, 1990.
c) Dargatz, T. „Hilfe bei Osteoporose“ München, 1997.
d) Deutsche Gesellschaft für Ernährung (DGE) „Empfehlungen für die Nährstoffzufuhr“, 1992.
e) Jacob, U. „Osteoporose natürlich behandeln“ München, 1994.
f) Semler, J. „Osteoporose“, Baierbrunn, 1994.
g) Strehlow, W. in „Die Ernährungstherapie der heiligen Hildegard: Rezepte, Kuren und Diäten“ Freiburg im Breisgau, 1992.
h) Thomann, K.-D. „Arthrose ist kein Schicksal“ Stuttgart, 1989.
i) Vollmer, H. „Zeitkrankheit Osteoporose“ München, 1995.

Artikel in Fachzeitschriften

[1] Reid, I.R. (1999) „Pharmacological management of osteoporosis in postmenopausal women: a comparative review“ *Drugs Aging* **15**, 349-363.

[2] Beauchesne, M.F. *et al.* (1999) „Etidronate and alendronate in the treatment of postmenopausal osteoporosis“ *Ann. Pharmacother.* **33**, 587-599.

[3] Geidel, H. (1995) „Therapie der Osteoporose“ *Z. Arztl. Fortbild. (Jena)* **89**, 13-20.

[4] Morton, D.J. *et al.* (1994) „Thiazides and bone mineral density in elderly men and women“ *Am. J. Epidemiol.* **139**, 1107-1115.

[5] Ziegler, R. (1991) „Fluoridtherapie der Osteoporose“ *Ther. Umsch.* **48**, 84-90.

[6] Altman, R. *et al.* (1986) „Development of criteria for the classification and reporting of osteoarthritis: classification of osteoarthritis of the knee“ *Arthritis Rheum.* **29**, 1039-1049.

[7] Craemer, P. *et al.* (1997) „Osteoarthritis“ *Lancet* **350**, 503-508.

[8] Henry, D. *et al.* (1996) „Variability in risk of gastrointestinal complications with individual non-steroidal anti-inflammatory drugs: results of a collaborative meta-analysis“ *BMJ* **312**, 1563-1566.

[9] Trnavsky, K. (1974) „Some effects of antiinflammatory drugs on connective tissue metabolism“. In: R.A.M. Scherrer, M. Whitehouse: Antiinflammatory agents, New York Acad. Press 303-326.

[10] Oesser, S. *et al.* (1999) „Oral administration of 14C labeled gelatin hydrolysate leads to an accumulation of radioactivity in cartilage of mice (C57/BL)" *Am. J. Nutr.* **129**, 1891-1895.

[11] Pfaff, G.; Pfaff, W. (1989) „Ernährungsphysiologische Bedeutung und Wirkung von Gelatine – Eine Standortbestimmung" *Apotheker Journal* Heft **10**, Seite 22.

[12] Brodie, J.M. (1984) „Hair growth benefits from dietary cystine-gelatin supplemention" *J. Appl. Cosmetol.* **2**, 15-27.

[13] Morganti; P. *et al.* (1990) „The effect of gelatin-glycine on skin hydration" *J. Appl. Cosmetol.* **8**, 81-88.

[14] Scala, J. *et al.* (1976) „Effekt of daily gelatine ingestion on human scalp hair" *Nutr. Rep. Int.* **13**, 579-592.

[15] Scholz, H. (1999) „Nagelerkrankungen und Nageldiagnostik" *Podologie* **10**, 24-28.

[16] Gehring, W. *et al.* (1992) „Verbesserung der Nagelqualität durch Gelatine" *Akt. Dermatol.* **18**, 364-366.

[17] Adam, M. (1991) „Welche Wirkung haben Gelatinepräparate?" *Therapiewoche* **41**, 2456-2461.

[18] Beuker, F. *et al.* (1995) „Biochemische und klinische Untersuchungen zur Wirkung regelmäßiger Gelatine-Applikation bei degenerativen Schäden am Stütz- und Bewegungssystem." *34. Deutscher Sportärztekongreß 19.-22. Oktober 1995, Saarbrücken.*

[19] Beuker, F.; *et al.* (1996) „Die Wirkung regelmäßiger Gelatinegaben auf chronisch-degenerative Schäden am Stütz- und Bewegungsapparat." *Int. J. Sportmed.* **1**, 1-88.

[20] Adam, M. (1995) „Gelatine – Möglicher medizinischer Einsatz" *Apotheker Journal* Heft **9**, Seite 18-22.

[21] Seeligmüller, K. *et al.* (1993) „Dem Knorpel auf die Sprünge helfen" *Therapiewoche* **43**, 1810-1813.

[22] Seeligmüller, K. *et al.* (1993) „Kann eine Gelatine/L-Cystin-Mischung die Kollagen- und Proteoglykansynthese stimulieren?" *Therapiewoche* **39**, 3153-3157.

[23] Oberschelp, U. (1985) „Individuelle Arthrosetherapie ist möglich" *Therapiewoche* **44**, 5094-5097.

[24] Götz, B. (1982) „Gut genährter Knorpel knirscht nicht mehr" *Ärztliche Praxis* **34**, 3130-3134.

[25] Timm, A. (1993) „Einfluss der Gelatinefütterung auf das Skelett-, Haar-, Knorpel- und Hufhornwachstum bei Absatzfohlen“ *Dissertation, Tierärztliche Hochschule Hannover.*

[26] Schmiegelow, P. *et al.* (1984) „Wirkstoffnachweis von 35S-markiertem L-Cystin im Gelenkknorpel, in der Zwischenwirbelscheibe sowie der Skelettmuskulatur“ *Therapiewoche* **34**, 428-432.

[27] Brandt, K.D. (1987) „Nonsteroidal antiinflammatory drugs and articular cartilage“ *J. Rheumatol.* **14**, 132-133.

[28] Higuchi, M. *et al.* (1980) „Ultrastructure of the articular cartilage after systemic administration of hydrocortisone in the rabbit: an electron microscopic study“ *Clin. Orthop.* **152**, 296-302.

[29] Chlud, K. (1992) „Die Knorpelschutztherapie als sinnvolle Ergänzung der Arthrosebehandlung“ *Rheuma – Schmerz & Entzündung* **12**, 7-8.

[30] Krug, E. (1979) „Zur unterstützenden Therapie bei Osteo- und Chondropathien“ *Erfahrungsheilkunde* **28**, 1-23.

[31] Delzenne, N. *et al.* (1995) „Effect of fermentable fructo-oligosaccharides on energy and nutrients absorption in the rat“ *Life Science* **57**, 1579-1587.

[32] Lemort, C. *et al.* (1997) „Effect of chicory fructooligosaccharides on Ca balance,“ *Proceedings of the Int. NDO Symposium,* Wageningen (NL), 4.-5. December.

[33] Scholz-Ahrens, K. *et al.* (1998) „Oligofructose stimuliert die Femurmineralisation in Abhängigkeit von der Calciumzufuhr bei der ovariektomisierten Ratte“ *Symposium Deutsche Gesellschaft für Ernährungsforschung,* Karlsruhe.

[34] Taguchi, A. *et al.* (1995) „Effects of fructooligosaccharides on bone and mineral absorption in the rat model with ovariectomized osteoporosis“ *Meiji Seika Kenkyu Nenpo* **33**, 37-43.

[35] Van den Heuvel, E. *et al.* (1998) „Oligofructose stimulates calcium absorption in adolescents“ *Am. J. Clin. Nutr.* **69**, 544-548.

[36] Coudray, C. *et al.* (1997) „Effect of soluble or partly soluble dietary fibres supplementation on absorption and balance of calcium, magnesium, iron and zinc in healthy young men“ *Eur. J. Clin. Nutr.* **51**, 375-380.

[37] Moskowitz, RW. „Role of Collagen Hydrolysate in Bone and Joint Disease“ *Seminars in Arthritis and Rheumatism,* **Vol. 30**, Oct. 2000, p 87-99.

[38] Kasper, H. – „Gelatine“ *in Ernährungsmedizin und Diätetik*, 1996.

Dr. Christine Kraus

Geboren 1968, studierte Chemie an der Universität Bayreuth, sammelte Erfahrungen auf dem Gebiet der Nahrungsergänzung bei der Firma Merck, Darmstadt und ist seit 1998 freiberuflich als Beraterin für deutsche und internationale Unternehmen tätig.

Dr. Eugen Schwarz

Geboren 1955, studierte an der Universität Hohenheim Lebensmitteltechnologie und ist seit 1991 als wissenschaftlicher Berater im Bereich Nahrungsergänzung und OTC-Produkte der Firma Merck, Darmstadt für die Sparte Kosmetik, Health und Nutrition tätig.